迅速・的確な
トリアージができる！

ナースのための
臨床推論

徳田安春

メヂカルフレンド社

まえがき

看護師の鋭い観察力を，確かな臨床推論スキルへ

　臨床推論は，患者さんの病気の診断や治療，そして予後予測の考え方です．すなわち，臨床現場で私たち医療者がふだん考えていることはすべて「臨床推論」といえます．胸痛や腹痛などの症状を訴えて来院した患者さんの診断を考え，適切な検査を迅速に選択し，その結果に基づいてアセスメントを行い，適切な治療法を考え，そしてそれを実施する──．この一連の流れにおいて，**医療者の脳内で行われる思考過程そのものが臨床推論です．**

　チーム医療が当たり前となっている現代の医療シーンでは，臨床推論は，医師だけでなく**看護師や薬剤師なども身につけておきたいスキル**となってきています．特に看護師は，医療チームの重要なメンバーとして，ベッドサイドで患者さんの最も近くにいる存在です．そんな看護師の皆さんが，患者さんの急変あるいは症状をいち早くとらえて重症度や緊急度を評価し，迅速で適切な初期アセスメントができれば，患者さんのアウトカムを良くすることにつながるでしょう．

　ところで，日常の臨床推論では，難しい疾患を診断するスキルは必要ありません．というのは，医師の診断エラーは，よくある疾患のうち，重症度や緊急度の高い疾患を見逃すことによって起こるからです．その原因の多くは，医師による十分な観察が行われなかったことであるとわかっています．これに対し，患者さんのそばにいる看護師は，もともと鋭い観察力をもっています．ですから，そのよう

なエキスパートたちが基本的な臨床推論のスキルを備えることができれば，医療チーム全体としてのパフォーマンスが高まり，患者さんへのケアの質もおのずと向上するはずなのです．

医療チームのメンバーが皆で協力して臨床推論を行うこと．これは，安全な医療の提供へ向けたイノベーションとなります．医師が一人で推論し判断を下すより，チームで知恵を絞って推論するほうが，より安全で質の高いケアができるでしょう．

本書は，こうした考えに立ち，看護師の皆さんに向けて臨床推論の思考過程を対話式で解説した，月刊誌『看護技術』の連載「看護師のための臨床推論覚え書」に加筆し，再編集したものです．本書の特にユニークな要素である「迅速」「簡便」「安全」な推論ツリーは，推論の道しるべとして大いに活用していただけるはずです．

本書を読んでくださる看護師の皆さんが，臨床推論のスキルを身につけ，パフォーマンスの高い医療チームのコアメンバーになられることを期待します．

本書の制作・編集にあたっては，メヂカルフレンド社編集部の鈴木詠子さん，『看護技術』編集室の寺井崇記さんに大変お世話になりました．心からお礼を申し上げます．

2016年7月　徳田 安春

Contents 目次

PART I 臨床推論とは

- 01 臨床推論の進め方 ……………………………………………… 2
- 02 直観的推論とは ………………………………………………… 9
- 03 臨床推論におけるバイアスとは ……………………………… 12

PART II 症状別「迅速簡便推論ツリー」が導く臨床推論

- 01 胸痛 ……………………………………………………………… 20
- 02 腹痛 ……………………………………………………………… 45
- 03 咽頭痛 …………………………………………………………… 82
- 04 頭痛 ……………………………………………………………… 105
- 05 腰背部痛 ………………………………………………………… 120
- 06 眩暈 ……………………………………………………………… 139
- 07 倦怠感 …………………………………………………………… 156
- 08 呼吸困難 ………………………………………………………… 176
- 09 下痢・便秘 ……………………………………………………… 195
- 10 意識障害 ………………………………………………………… 209
- 11 失神 ……………………………………………………………… 218

- memo 臨床推論のキーワード …………………………………… 228
- 迅速簡便推論ツリー index ………………………………………… 230

design／ワンダフル
illustration／さとうかおり，北原功

登場人物紹介

Dr. 徳田

- 総合診療医．言わずと知れた臨床推論の達人．
- 某元プロレスラーの大ファン．その情熱が，診察時に見せる闘魂みなぎる姿勢の源となっている．
- 患者さんはもとより，ナースや部下からの信頼は絶大．
- あたたかなまなざしで，スタッフの成長を見守っている．

Ns. 春奈（若手ナース）

- 臨床推論のエキスパートを目指し奮闘中．
- 3年目ナース，24歳．救急外来へ異動してきたばかり．
- ちょっぴりお調子者ながら，看護の仕事に熱意をもって働いている．

Ns. 安美（先輩ナース）

- 11年目ナース，32歳．救急外来主任．
- しっかり者のクールビューティ．後輩には慕われ，上司からは一目置かれる存在．
- ナースが行う初期対応の重要性を日々痛感し，スキルアップを目指している．

関係図：
- 春奈 → 徳田：尊敬
- 徳田 → 春奈：見守る
- 安美 → 徳田：信頼
- 徳田 → 安美：尊敬
- 春奈 → 安美：あこがれ
- 安美 → 春奈：応援

PART I

臨床推論とは

PART I 01 臨床推論の進め方

さて，今日から新しい看護師さんがやってくると聞きましたが．

そうなんです．あ，春奈さん，こっちよ！

（ドドドドッ…ガラッ！）は，はじめまして！今日からお世話になります3年目ナースの春奈です！よろしくお願いします！

元気いっぱいですね！元気があれば何でもできる！

えっ？どこかで聞いたことあるような……．

おっと危ない（汗）．どうも，総合診療医の徳田です，どうぞよろしく．

救急外来主任の安美です．春奈さん，これからよろしくね．

さっそくですが，春奈さん，**臨床推論**って知っていますか？

（ドキッ！初耳なんですけど．）う〜ん，臨床で行う推論のことですか……？

それじゃあ言葉のままですね（笑）．臨床推論とは**「正しい診断，治療，予後予測を行うための方法論」**です．なかでも，重篤な疾患を見逃さないようにすることが重要です．

最近では，それを迅速に行うことが重要だと認識されてきていますよね．

そうですね．**「重篤な疾患を見逃さないような判断を迅速に行う」方法論**といってもよいでしょう．

なるほど，私たちが患者さんに問診を行うときにも活用できそうですね．

そのとおり！これから少しずつ勉強していきましょう．

はい，わかりました！

あっ先生，初診の患者さんがいらっしゃったようです．

では春奈さん，重篤な疾患を見逃さないような判断を迅速に行うことを意識しながら，予診・バイタルサインをとってみてください．

はい，がんばってみます！安美主任，見守っていてください！

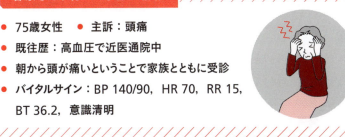

春奈さんが行った予診の情報
- 75歳女性　● 主訴：頭痛
- 既往歴：高血圧で近医通院中
- 朝から頭が痛いということで家族とともに受診
- バイタルサイン：BP 140/90，HR 70，RR 15，BT 36.2，意識清明

予診・バイタルサインをとってきました．この患者さんは順番待ちでよいでしょうか？それとも優先的に診察したほうがよいでしょうか？

そうですね，**トリアージを行う際はまずバイタルサインに異常がないかをチェック**してみましょう．もし危険なサインがあれば，重症として優先的に対応します．この患者さんはどうですか？

もともと高血圧をおもちの方なので血圧がやや高めです．それ以外は特に問題ないように思います．

おっ，呼吸数（RR）もチェックしているのがすばらしいですね！ルーチンで呼吸数を測定することはとても大切です．

 救急外来では，師長の方針で全患者において呼吸数を測定するというルールになっているんです．

 さすがですね．ところで春奈さん，バイタルサインをチェックする際に手を診ましたか？

 手，ですか？橈骨動脈で脈拍をカウントしたときに見ましたけど……75歳とは思えないほどキレイだな……なんて（汗）．

 春奈さんは皮膚を美容感覚でみるのが得意のようですね．

 確かによく見ていますね（笑）．でも，**手は多くのことを教えてくれる**んですよ．

 そうなんですね．どんなところを診ればよいでしょうか？

 まず，手のぬくもりに触れてみます．冷たくて蒼白となっていないか，そして冷汗をかいていないかどうかをみます．**これらのサインがあれば交感神経の過剰緊張を示しており，重症としてトリアージを行います**．

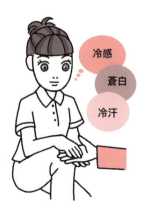

 好きな人を目の前にしてドキドキしたときにも，冷汗をかきますよね．

（安美主任ってば，意外とオトメかも……♡）これからは，バイタルサインを測定するときには必ずこのサインもチェックするようにします．この患者さんでは……特にないようです．

いいですね．のみ込みが早い！そのほかに**外観**はどうでしたか？

えっと，ガイカン……ですか？

外観とは患者さんの見た目や全身状態のことで，これらを観察することでも重症感がわかります．**特に患者さんの表情を見ることが大切**ですね．次のサインは見た目でわかる重症感のサインなので覚えておきましょう（表1）．

表1 見た目でわかる重症感のサイン

- ☐ 表情に乏しい
- ☐ 視線を合わせない
- ☐ 返答がない
- ☐ 会話が噛み合わない
- ☐ 顔面蒼白
- ☐ ぐったりしている
- ☐ 座位が困難

ハッ！確かに患者さんは表情に乏しく，視線を合わせないような印象がありました．会話は可能でしたけど頭がひどく痛そうでした．

おっと，それは要注意ですね．急いで診察しましょう．まずは痛みの**OPQRST**をチェックしていきます．

えっ心電図をとるんですか……？

ブー，はずれです．

OPQRSTとは問診項目を英単語の頭文字で並べたもの（表2）なのよ．

さすが安美主任！これらを聞いていくことで**症状の分析ができる**んです．

表2 症状分析のためのOPQRST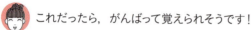

- ☐ O (onset) **発症様式**
- ☐ P (provocative/palliative factors) **増悪／寛解因子**
- ☐ Q (quality/quantity) **性質と程度**
- ☐ R (region/radiation) **主な部位と放散部位**
- ☐ S (symptoms associated) **随伴症状**
- ☐ T (timing) **時間経過**

これだったら，がんばって覚えられそうです！

ちなみに，こういう語呂合わせを**ネモニクス**っていうんですよ．

へぇ～そうなんですね（別に臨床推論とは関係ないような……）．

まっ，余計な知識だと思っているかもしれませんけどね．

（ほげっ，心を読まれてる……．）ところで先生，このように症状を分析する目的は何でしょうか？

良い質問ですね！それは，**症状を分析することで，見逃してはならない疾患の警告症状を拾い上げることができる**からなんです．警告症状は別名，**赤い旗（レッドフラッグ）症状**ともいいます．

いかにもって感じの名前ですねえ．

赤＝警告（信号では止まれの合図）を連想しますよね．

まさに危険の赤，ですね．**レッドフラッグを見つけるためには，OQTに注目する**とよいでしょう．

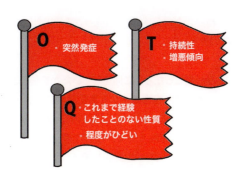

 でも先生，こういうのってどう評価すればいいんですか？

 すばらしい質問ですね！Qの「程度がひどい」とは，痛みの0〜10段階のうち7以上くらいの痛みです．Tの「持続性」とは，その間じゅう痛みはゼロにはならないということですので，「痛みはその間に一度もゼロになることはなかったですか？」というように詳しく聞き出す必要があります．

 上手に聞き出さないとダメなんですね．あと，Oの「突然発症」ってどういうことか，すごく気になります．

 良い着眼点ですね！**「突然発症」の定義は，発症から1〜2分以内に症状の程度がピークに達すること**です．発症様式が突然発症である場合，何かが**「詰まる」「裂ける」「破れる」「捻れる」**という現象を示唆しています．

 このような現象の病気には重篤な病気が多いですよね．見逃してはいけないものばかりです（表3）．

表3 突然発症をきたす重篤な疾患

- ☐ 詰まる：脳梗塞，心筋梗塞，肺塞栓症，上腸間膜動脈血栓症
- ☐ 裂ける：大動脈解離，椎骨脳底動脈解離
- ☐ 破れる：脳動脈瘤破裂，消化管穿孔，気胸，食道破裂
- ☐ 捻れる：卵巣腫瘍茎捻転，S状結腸捻転

そうですよね．ただ，突然発症かどうかを聞き出すって難しそうな気がするんですけど……．

 それには，**痛みが起こったときに何をしていたかを聞く**とよいでしょう．**突然発症のときは，患者さん自身がそのときを克明に覚えていることが多いです**から．たとえば，テレビを観ているときに起こった症状の場合，どの場面であったかを聞きます．「○鵬がすくい投げで勝った瞬間に痛くなった」「△チローが9回裏に三塁打を打った瞬間に痛くなった」などといった場合には，突然の発症です．

 「◇織がサーブを打った瞬間に痛くなった」でもそうですね．

 一方で，「大相撲の千秋楽を見ていたときに起こった」「大リーグの試合を見ていたときに起こった」という感じで，どの取り組みのときか，試合経過のうち何回か，という**瞬間のことをはっきりといえないような「始まりかた」の場合には，突然の発症ではなく急性の発症**です．このように突然と急性を区別して聞き出すことが重要です．

 （先生って相撲とか野球が好きなんだ……．ついでに安美主任はテニスファン？）わかりました，この点をもう一度確認してみます．

 私も一緒に行くわ！

参考文献
1) ゲーリー・クライン：決断の法則；人はどのようにして意思決定するのか？〈トッパンのビジネス経営書シリーズ17〉，トッパン，1998．
2) ダニエル・カーネマン：心理と経済を語る，楽工社，2011．
3) ゲルト・ギーゲレンツァー：なぜ直感のほうが上手くいくのか；「無意識の知性」が決めている，インターシフト，2010．

PART I 02 直観的推論とは

（追加の予診を終えて戻ってくる）先生！「朝食後に台所で食器を洗い終わってふきんを置いたとき」に「突然」頭痛が始まったとのことです．それに，これまで経験したことのない痛みで，程度は10分の8，現在までゼロにはならず持続しているとのことです．

レッドフラグですね！（急いで診察しながら）フィジカルアセスメントでは歩行障害なし，構音障害なし，運動・感覚・協調運動の障害はなく，項部硬直もみられない．

（先生のフィジカルアセスメント……は，速い……！）

（こういうときの徳田先生，やっぱりスゴすぎるっ！）

問診でのレッドフラグは重要です．どういう病気が考えられますか？

（ひえぇ，私に聞くの！？）ええと……脳動脈瘤破裂によるクモ膜下出血のおそれがあると思います．表3の「破れる」に「脳動脈瘤破裂」とありましたし．

すばらしい！今，春奈さんが行った診断プロセスは**直観的推論**（または**直感的推論**）とよばれるものですね．禅には「直観」という教えがあるので，私は「直感」の代わりに「直観」という言葉を用いています．

（先生って相撲や野球だけじゃなくて禅にも精通しているの！？）

この患者さんでは,「頭痛」という症状に対する直観的推論の迅速性と正確性が示されている.「高血圧症のある,中年期以降の年齢で,突然発症の,これまで経験したことのないひどい痛みが,持続している場合,クモ膜下出血を考える」というメンタルシミュレーションが迅速に作動した推論です.非常に迅速な判断を可能とさせるパワフルな推論ですね[1].ベテランほどこれを多用しています.こういう簡単・迅速・正確なメンタルシミュレーションのことを**ヒューリスティック**(heuristic)ともいいます.

(待って先生! 私,今日救急外来に異動してきたばかりなんですよぅ…….)

それでは緊急で脳のCT検査室に案内してください.

わかりました!

（検査後）

(CT検査結果をみながら)やはりクモ膜下出血がありました.(脳外科医に電話しながら)直ちに緊急手術の手配をしてください.

はい,わかりました!

（手術の翌日）

おはようございます! 徳田先生,今日もよろしくお願いします!

おはようございます.今日は早いですね〜.

昨日の患者さんのこと,気になっていて.自分でも勉強してみようと思いまして……ってあれっ? 先生,今日はオシャレな…赤い…タオル?

おっと危ない,しまうのを忘れていましたね.まぁ,あまり気にしないでください.

（そう言われると，すごく気になる……．）

（闘魂の赤いタオルでは……．）

へへへ．お二人とも，そんな目で見ないでくださいナ．

ところで先生，昨日の患者さんのその後の経過はいかがですか？

順調とのことです．昨日は患者さんからたくさんのことを勉強させていただきましたね．しかも，春奈さんの直観的推論が当たったというケースでした．

高血圧で頭痛といえばクモ膜下出血，くらいにしか考えていませんでしたけど……．

これからもっと経験を積んで，レッドフラッグをつかめるようになれば精度が上がっていきますよ．しかし，直観的推論は**バイアス**に陥ることがありますので注意が必要です．

え？バイアス……って，どういうことですか？

参考文献
1) ゲーリー・クライン：決断の法則；人はどのようにして意思決定するのか？〈トッパンのビジネス経営書シリーズ17〉，トッパン，1998．
2) ダニエル・カーネマン：心理と経済を語る，楽工社，2011．
3) ゲルト・ギーゲレンツァー：なぜ直感のほうが上手くいくのか；「無意識の知性」が決めている，インターシフト，2010．

PART I 03 臨床推論におけるバイアスとは

🧑‍⚕️ **バイアスとは「認知のゆがみ」のようなもの**で，推論の過程における様々な要因によって推論の結果が不正確になることなんです．

👩 (……？)

🧑‍⚕️ 昨日頭痛で来院された患者さんを春奈さんがアセスメントできたように，人間の脳は様々なヒューリスティック（ヒューリスティックス・ツールボックスという），つまり問題解決のために意思決定する際の簡便な思考方法・法則を多用します．

👩 (……？？)

🧑‍⚕️ しかし，これらのヒューリスティックの選択を誤ると，バイアスという**ピットフォール**（落とし穴）に落ちることがあるんです[1]．

👩 脳内で先生の言葉がぐるぐるして，なんだか視界がゆがんでいます……．

🧑‍⚕️ はははは，こういう概念的な話は，慣れない言葉が並ぶので少し難しく聞こえるかもしれませんね（笑）．

👩‍🏫 看護レベルのアップにつながることだと思って，がんばってついてくるのよ！

👩 ハ，ハイ……（汗）．

🧑‍⚕️ 話を続けましょう．臨床推論を行ううえで特に気をつけたいバイアスには次のようなものがあります（表4）．

表4 臨床推論におけるバイアス

- □ **アベイラビリティー・バイアス**
  すぐに思いつく病気をまず考える傾向
- □ **オーバーコンフィデンス・バイアス**
  ほかの人（特に前医や指導医，先輩看護師）の意見に盲目的に従う傾向
- □ **アンカーリング・バイアス**
  最初に思いついた病気に固執する傾向

 う〜ん，何となくわかるような，わからないような……という感じです．実際にバイアスに陥るのはどんな場面なんでしょうか？

 そうですね，せっかくですから具体的なケースをあげながら代表的なバイアスをみていきましょう（CASE 01）．

CASE 01

- 36歳男性，大学教員
- 主訴：下痢

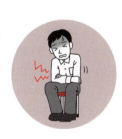

ノロウイルス感染症流行シーズンの診療場面．その日も多くのノロウイルス感染症疑い患者を診察していた．この患者も3日前から下痢が続いていた．腹痛もあったが，ノロウイルス感染からきたものと考え，整腸剤を処方して帰宅可とした．しかし診察の2日後，症状が軽快せず再診となる．再度問診したところ，1週間前に東南アジアへ調査旅行に行き，現地で水道水を飲んでいたことが判明．その後，入院加療とし，便培養検査で赤痢菌を認め，赤痢と診断した．

 さて，このケースはどのバイアスが問題になったと思いますか？

（……?）

ホントは赤痢の患者さんなのに，ノロウイルス感染症疑いの患者さんをたくさん診ていた影響で診断を誤ってしまったから……，アベイラビリティー・バイアスでしょうか？

そうですね．このケースはふだんよく診る患者の診断を想起することからくるバイアスですね．初診患者を数多く診ている医療者は，このバイアスのピットフォールの存在に気づいていることが多いですね．それに，**アベイラビリティー・バイアスという罠があることを意識することで，この罠に陥りにくくなりますよ**．

「汝自身を知れ」というソクラテスの言葉もありますしね．

ナ，ナルホド……（ソクラテスってどんな人だったっけ……）．

ちなみにソクラテスは古代ギリシャの哲学者，ですよね？

（うっ，また見透かされてる……）そ，そうですよね（汗）．

じゃあ，次のケースにいってみましょう（CASE 02）．

CASE 02

- 65歳男性
- 主訴：右背部痛

「不明熱」にて入院目的で紹介された．紹介状には「右背部痛のあとに発熱」「放射線科医による胸部CT画像の読影では大動脈解離などの所見はなし」と記載されていた．その記載に従いCT画像を再確認しなかった．入院後，背部痛が改善せず，翌週になって初めて前医のCT画像を確認したところ，大動脈解離の所見を認め，緊急で血管外科手術が行われた．

※大動脈解離によって大動脈壁組織の炎症反応が起こり，発熱をきたすことがある．

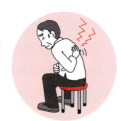

これはどうでしょうか？

 これは，前医の「大動脈解離などの所見はなし」という記載をうのみにして診断を誤ったケースだから……オーバーコンフィデンス・バイアスでしょうか？

 すばらしい！春奈さんは本当に理解が早いですね．

 （出たっ！徳田先生の褒め殺し作戦！これに乗せられて，勉強したくなっちゃうのよねえ．）

 このケースで明らかなとおり，**前に診た医療者の判断に「盲目的」に従うことは時に危険**です．前に診た医療者が経験豊富だと，特にこのバイアスに陥りやすくなります．

 あっ，それ何となくわかります．私も，信頼しているあこがれの先輩が言うことって，全部正しいことだと感じてしまいます．仮に間違っていたとしても．

 多数の紹介患者を受けている経験豊富な医師はこのバイアスの罠に気づいていることが多く，慎重に再確認を行うよう努めています．

 「Seeing is Believing」ともいいますしね．

 （それなら知ってる！）百聞は一見にしかずってやつですか〜．

 この言葉，逆から考えると「診ないものは信じない」ともいえますね．まあ，あまり懐疑的になってあれこれ検査をしていると変人と思われることもありますから，「ヘルシーなダブルチェックをしましょうね」くらいの声かけでもいいかもしれませんね．

 なるほど！それだったら嫌味はないですね．

それでは次にいきましょう（CASE 03）．

……先生，もうわかりましたよ．次のケースはズバリ！アンカーリング・バイアスですね（ドヤ顔）！

ど，どうかな……？

CASE 03

- 72歳男性
- 主訴：浮腫

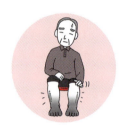

　もともと拡張型心筋症であり，循環器内科外来でフォローしていた．今回は緩徐発症の両下肢浮腫を認め入院．胸部X線検査で両側に胸水の所見あり．心不全による浮腫と胸水であると考えられた．入院後，利尿薬のフロセミド（ラシックス®）の投与を行った．入院中，微熱と倦怠感，寝汗の訴えもあったが，利尿薬投与で浮腫が軽快したため，数日後退院となる．しかしその後，利尿薬を継続しているにもかかわらず浮腫が再出現．再度診察を行ったところ，全身のリンパ節腫脹を認めたため再入院となる．リンパ節生検の結果，悪性リンパ腫と診断された．振り返ってみると，悪性リンパ腫で悪液質となり，それによる低アルブミン血症で浮腫と胸水が出現したと考えられた．

アベイラビリティー・バイアス，オーバーコンフィデンス・バイアスときたので，次はアンカーリング・バイアスかな～，と思って（笑）．

こういう思考過程もヒューリスティックの一つですね．では，答えが正しいかどうかみてみましょう．

これは，微熱や倦怠感，寝汗などの症状があるのに，最初に考えた心不全という診断に固執して診断を誤ったケースだから……やっぱりアンカーリング・バイアスですね！

すばらしい！まさに天才ですね．

（先生ってホント褒め上手だな～．）

（また褒め殺しっ……！春奈さん，すっかり乗せられてるわね．）

船がいかり（アンカー）で停泊固定されるように，思考プロセスも固定化されることがあります．**アンカーリング・バイアスは，最初に考えついた診断に固執し，その仮説に適合しない所見があっても無視して，考えを改めないことを指します．**幅広い分野の疾患について経験豊富な医療者は，このバイアスの罠に気づいていることが多く，仮説の正しさを慎重に再検討するように努めていますね．

なるほど，幅広い分野の疾患について経験を積むことが大事なんですね．

そうです．そして，このような**バイアスの罠に陥らないためにも，バイアスの存在を知ることが大事**です．

やっぱり「汝自身を知れ」ですね．

古代ギリシャの哲学者ソクラテス，ですよね！

さすがですね（笑）．さて，バイアスの具体的なケースもお話ししましたし，ここで最も重要なポイントを述べますね．

何でしょう？（ドキドキ！）

バイアスに陥ることの怖さは，「ほかの重要な病気」の可能性を考えるべき推論を「止めてしまう」ことです．これを**早期閉鎖**（premature closure）といいます．早期閉鎖の結果，誤った推論結果に向かうことが診断エラーの共通の経路（common pathway）ということになりますね（図1）．

確かに，2つ目のケースでは大動脈解離を見逃していますし，恐ろしいです……．

しかし，人間であるかぎりバイアスから逃れることはできません．ですから，

正しい診断ができるよう，推論を途中で停止して早期閉鎖してしまうのを防ぐことが重要です．

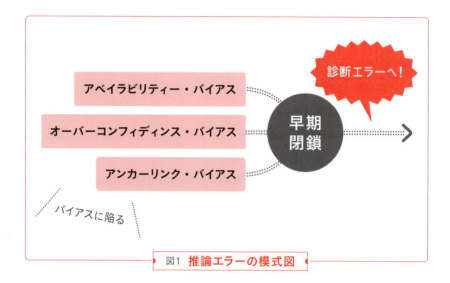

図1 推論エラーの模式図

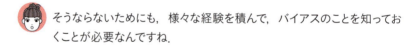
そうならないためにも，様々な経験を積んで，バイアスのことを知っておくことが必要なんですね．

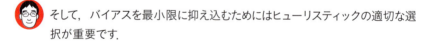
そして，バイアスを最小限に抑え込むためにはヒューリスティックの適切な選択が重要です．

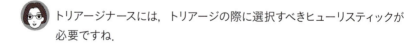
トリアージナースには，トリアージの際に選択すべきヒューリスティックが必要ですね．

参考文献
1) ダニエル・カーネマン：心理と経済を語る．楽工社，2011．
2) ゲーリー・クライン：決断の法則；人はどのようにして意思決定するのか？〈トッパンのビジネス経営書シリーズ17〉，トッパン，1998．
3) ゲルト・ギーゲレンツァー：なぜ直感のほうが上手くいくのか；「無意識の知性」が決めている．インターシフト，2010．

PART II

症状別

「迅速簡便推論ツリー」が導く
臨床推論

PART II 01 胸痛

✦ ファイブ・キラー・チェスト・ペインズの推論ツリー

（ガラガラ）おはようございますぅ……．

おはようございます，春奈さん．今日も早いですね．

おはようございます．あら？ 春奈さん，何だか元気がないようね．

昨日から胸が痛くて……．

おっと，気になる症状ですね．発症様式をうかがいましょうか．

先輩に怒られてしまって……，自分の無力さを思うと胸が痛くて……．

痛み違いでしたか！ そんなときは気分転換も大事ですよ．

もうヤケ食いです！ 一人でケーキバイキングに行ってきましたから！

ストレス太りに気をつけてね．

随伴症状は腹痛ですね（笑）．

ちょっとぉ，茶化さないでくださいよぉ，先生も主任もぉ（涙）．

ハハハ（笑）．さて，ちょうど春奈さんから胸の痛みの話があったので，今回は胸痛について勉強しましょう．

ハイ,お願いしまぁす.

ちょっと春奈さん,しっかり! 切り替えるのよ! 先生,お願いします.

ではさっそく質問ですが,**胸痛のレッドフラッグ**は何でしょうか?

……赤い旗,でしたっけ?(汗)

それは単なる直訳ですね.

レッドフラッグ症状って,このあいだ教わったでしょ?「見逃してはならない疾患の警告症状」のことよ.

あ! そうでした! 胸痛で見逃してはならない疾患は……えーっと…….

これは暗記したほうがよいですね.まとめたので確認しましょう(表1).

表1 胸痛のレッドフラッグ5疾患

- ☐ 急性冠症候群
- ☐ 急性大動脈解離
- ☐ 肺塞栓症
- ☐ 緊張性気胸
- ☐ 食道破裂

重要なものばかりですね.

この5つはとても重篤な疾患なので,**ファイブ・キラー・チェスト・ペインズ**(five killer chest pains)ともよばれていますよ.

えっ!? なんか戦隊モノみたいでかっこいいです!

(そういうふうに受け取るのか…….まあ,元気も回復してきたようだし,覚えてくれるならよしとするか(笑).)

PART Ⅱ 症状別「迅速簡便推論ツリー」が導く臨床推論

👩 これはすぐに覚えられます．

👩 先生，実際はどうやって診断すればよいでしょうか．

👨 **トリアージでは確定診断まで行う必要はないので，リスク分類ができれば**OKですよ．ただし，トリアージにおける臨床推論は「**迅速**」「**簡便**」「**安全**」の3つが条件です．

👩 なるほど．でも先生，この条件を満たしつつ臨床推論を行うには，やっぱり経験が必要ですよね……？

👩 私なんかまだ3年目だし，救急外来にだって来たばかりだし，そんなことが可能でしょうか？

👨 それが**症状別**の「**迅速簡便推論ツリー**」を用いればできるんです．

👩 あっ，前にうかがった，トリアージの際に選択すべきヒューリスティックというものですね！

👩 ツリーって……木のツリーですか？木を探しに山にでも行くんですか？

👨 木は木でも，**判断木**（decision tree）とよばれるものです．実物を見ればわかりますが，木が枝分かれしているようになっているんですよ．では，実際にファイブ・キラー・チェスト・ペインズのツリーを見ていきましょう．

👩 お願いします！

👨 まずは**急性冠症候群ツリー**から紹介しますね（ツリー1）．急性冠症候群とは，急性心筋梗塞と不安定狭心症を合わせたものです．

👩 なるほど，確かに私でもすぐに使えるくらい簡単ですね．

👩 でも，これだけで十分なリスク分類ができるんでしょうか？

22

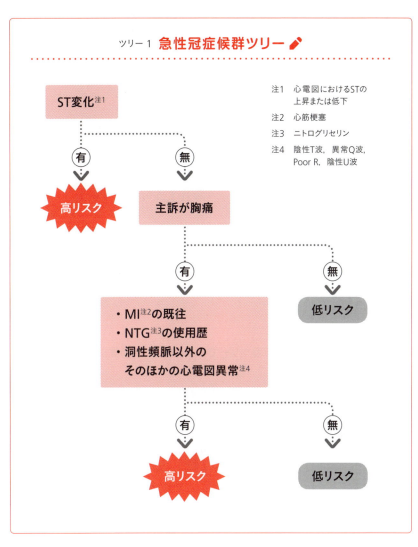

 おっと安美主任，疑いのまなざしですね（笑）．実はツリーの有用性に関する臨床研究は行われていて，当直医の判断より正確だったようですよ．

 えぇっ！ すごいですね．

😊 このツリーは判別に最も有用な所見から判断していくようにできており、**テイク・ザ・ベスト・ヒューリスティック** (take the best heuristics) という**直観的推論**（システム1）を応用しているんです．

👩 その意味では，人間の思考プロセスにフィットしているといえるんですね．

👩 "判別に最も有用な所見"，だから最初に心電図のST変化が出てくるんですね！

👩 これでリスク分類をした後はどうすればよいですか？

😊 高リスクの場合は直ちにCCUの医師にコールしましょう．低リスクの場合は観察ベッドや待合室で待ってもらってもよいでしょうね．もちろん，後で医師の診察を受けるべきですが．

👩 わかりました！

😊 さて次は**急性大動脈解離ツリー**です（ツリー2）．大動脈壁が裂ける疾患ですね．

👩 先生，ツリーにある大動脈弁逆流性雑音ってどういう音ですか？

😊 これはⅡ音に続いて拡張早期に聴かれる漸減性の雑音で，大動脈弁領域（第2～3肋間胸骨右縁）で聴かれますね（図1）．

👩 もう1つ質問ですが，なぜ大動脈解離でこのような所見が聴かれるのですか？

😊 これは，解離によって大動脈起始部が拡張することで，大動脈弁閉鎖不全症が起こることがあるからなんです．ちなみに，神経脱落症状は脳や脊髄に向かう血管の障害によって起こりますね．病態生理の復習として，次に合併症を示しておきますね（図2）．

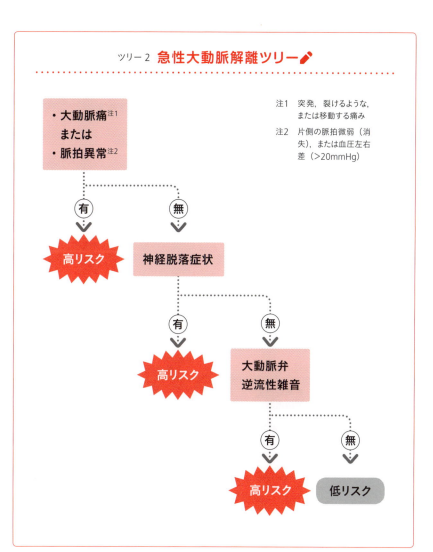

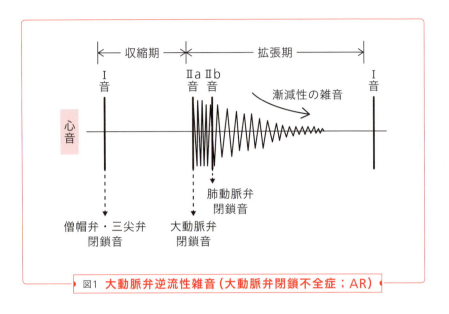

図1 大動脈弁逆流性雑音（大動脈弁閉鎖不全症；AR）

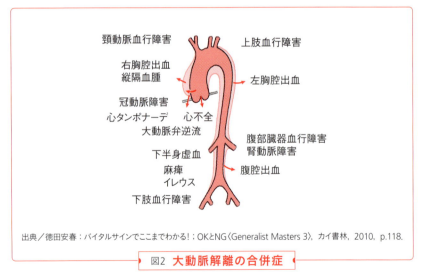

出典／徳田安春：バイタルサインでここまでわかる！；OKとNG〈Generalist Masters 3〉，カイ書林，2010，p.118.

図2 大動脈解離の合併症

怖い疾患ですね……とても勉強になります！ それでは次をお願いします。

次は**肺塞栓症ツリー**ですね（ツリー3）．DVT（deep vein thrombosis；深部静脈血栓症）などにより，血栓が静脈系を流れて肺動脈に詰まることで起こります．

この疾患のトリアージは「ほかの疾患の可能性が低いこと」が前提なんですね．何だか不思議な疾患です．

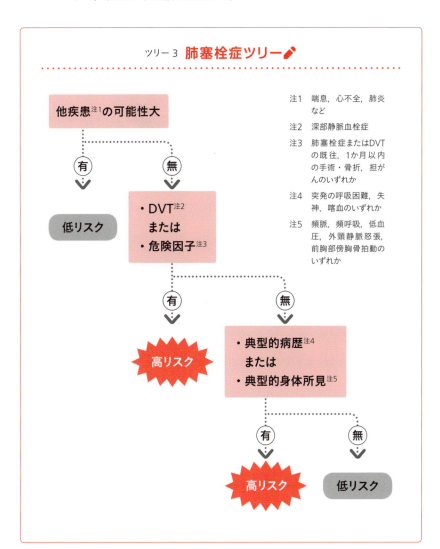

ツリー3　**肺塞栓症ツリー**

注1　喘息，心不全，肺炎など
注2　深部静脈血栓症
注3　肺塞栓症またはDVTの既往，1か月以内の手術・骨折，担がんのいずれか
注4　突発の呼吸困難，失神，喀血のいずれか
注5　頻脈，頻呼吸，低血圧，外頸静脈怒張，前胸部傍胸骨拍動のいずれか

👨‍⚕️ ところで，注5にある「前胸部傍胸骨拍動」はどう測ればよいのでしょうか？

👨 ちょっと練習してみましょうか．私が仰向けになりますので，春奈さん，胸骨下部左縁に手のひらを当てて感じてみてください．

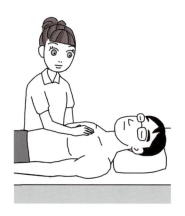

👩 なるほど，心臓のある場所ということですね！

👨 そうですね．次は**緊張性気胸ツリー**を見てみましょう（ツリー4）．胸腔内に空気が溜まって，静脈灌流が阻害される怖い病気です．

👩 このツリーもそうですけど，ほかのツリーでもバイタルサインを確認する項目が多いですし，重要なんですね．

👨‍⚕️ ただ，けっこう複雑ですね．

👨 そうですね，ツリーの注釈にも書きましたが，ファイブ・キラー・チェスト・ペインズでみられる特徴的なバイタルサインのパターンは覚えておきたいですね．このツリーをトリアージルームに貼っておくとたいへん便利ですよ．

👩 さすが徳田先生！これを拡大コピーしちゃえばいいですよね！

👨 ま，いざというときに即座に対応できるようきちんと理解しておくのが一番ですけどね（笑）．

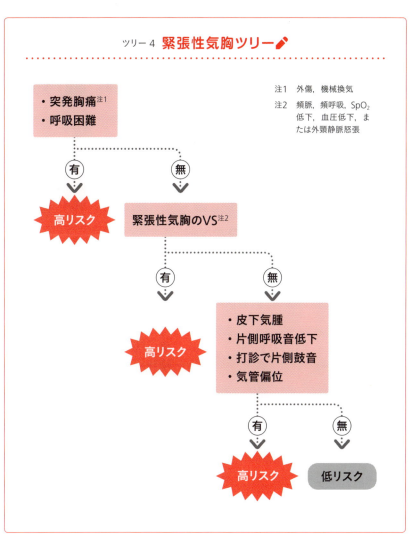

ツリー4 **緊張性気胸ツリー**

注1 外傷, 機械換気
注2 頻脈, 頻呼吸, SpO_2低下, 血圧低下, または外頸静脈怒張

 うっ……貴重なアドバイスありがとうございます（汗）．

 最後は**食道破裂ツリー**ですか（ツリー5）．

 これは激しい嘔吐の後で起こり得る疾患ですね．

ツリー5 食道破裂ツリー

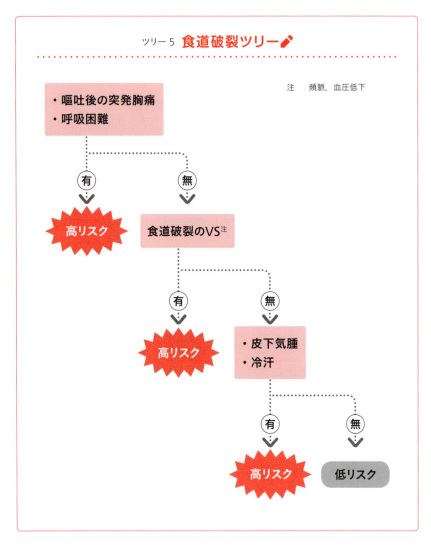

 おっと,もうこれでファイブ・キラー・チェスト・ペインズのツリーの説明が終わりましたね.

 もう終わりですか? あっという間です! おかげで胸痛患者さんへの対応がうまくできそうです.

ちょうど胸痛を訴えている患者さんがお見えのようですね．

ではさっそくこのツリーを活用してみます！春奈さん，準備はいい？

はいっ！

症例 1　胸痛を訴える75歳女性

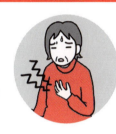

- 75歳，女性
- 主訴：胸痛
- 高血圧で近医通院中
- 夕食のしたく中に急に胸全体が痛くなったということで，家族とともに受診
- 既往歴：高血圧のみ
- 心筋梗塞の既往，ニトログリセリンの使用歴はなし

では二人とも，まずは「見逃してはならない」胸痛のレッドフラッグ5疾患を思い描いてくださいね．

はい．ファイブ・キラー・チェスト・ペインズですよね．

そうですね．では病歴で症状の分析をしてみましょう．

はい．（患者さんへ向かって）看護師の春奈と申します．よろしくお願いします．

（つらそうに）お願いします．

血圧と脈を測定しますね．

PART II 症状別「迅速簡便推論ツリー」が導く臨床推論

> **患者の追加情報**
> - バイタルサイン：BP 170/100，HR 80，RR 19，BT 36.2，意識清明
> - 手の診察で冷汗をかいていることが判明

🧑‍⚕️ 呼吸数もルーチンで測定できていて良いですね．それに，冷汗をかいていることに気づいたことがすばらしい！

👩‍🎓 ありがとうございます！バイタルサインをチェックする際に，手を診て交感神経の過剰緊張状態をチェックすべきと教わりました！

👩‍⚕️ 次のようなサイン(表2)があれば，交感神経の過剰緊張を示しているので重症としてトリアージを行うべきでしたよね．

🧑‍⚕️ ちなみに，副交感神経の過剰緊張のサインも併記しておきますね(表2)．

表2 自律神経系の過剰緊張のサイン ✏️

交感神経(手を診てわかる)	副交感神経(病歴でわかる)
☐ 冷感	☐ 悪心・嘔吐
☐ 蒼白	☐ 尿失禁
☐ 冷汗	☐ 便失禁

🧑‍⚕️ この患者さんは冷汗ありでしたね．すぐに救急担当医も呼びましょう．応援が到着するまでに，症状について迅速に分析してみましょう．

👩‍🎓 OPQRSTですね！

👩‍⚕️ 症状を分析することで，見逃してはならない疾患の警告症状を拾い上げることができるんでしたよね．

そのとおり！

 さっそく春奈さんと一緒に追加の病歴を迅速にとってみます．

> **患者のOPQRST**
> - O 発症様式：突然発症（夕食準備中にフライパンで卵を焼きはじめた瞬間に始まった）
> - P 増悪／寛解因子：特になし．持続する痛み
> - Q 性質と程度：裂けるような性質で程度は9/10と強い痛み
> - R 主な部位と放散部位：胸部から背部にかけての範囲
> - S 随伴症状：冷汗あり，悪心あり
> - T 時間経過：持続性

 すばらしい分析です！突然発症かどうかを聞き出すのに，痛みが起こったときに何をしていたかを確認したことがよかったですね．**突然発症のときは患者さん自身が「その瞬間」を克明に覚えていることが多いのでしたね**．

 発症様式が突然発症であるという場合，何かが「詰まる」「裂ける」「破れる」「捻れる」を考えるのでしたよね？

 突然発症をきたす重篤な疾患（表3）なら覚えています！

> **表3 突然発症をきたす重篤な疾患**
> - □ 詰まる：脳梗塞，**心筋梗塞**，**肺塞栓症**，上腸間膜動脈血栓症
> - □ 裂ける：**大動脈解離**，椎骨脳底動脈解離
> - □ 破れる：脳動脈瘤破裂，消化管穿孔，**気胸**，**食道破裂**
> - □ 捻れる：卵巣腫瘍茎捻転，S状結腸捻転

 二人ともいいですね．ここで推論をしてみましょう．胸痛のレッドフラッグ5

> **PARTⅡ** 症状別「迅速簡便推論ツリー」が導く臨床推論

疾患は，このなかに含まれていますか？

はい．赤い字で示した疾患です．

さすが，もうチェック済みでしたか！ではいよいよメインメニューです．それぞれの迅速簡便推論ツリーを活用してみましょう．

「迅速」「簡便」「安全」の3つの条件を備えた判断木，ですよね？

そうですね．判別に最も有用な所見から判断していくという，テイク・ザ・ベスト・ヒューリスティックを適用しているのでしたね．

まず，**急性冠症候群ツリー**でしたよね（p.23 ツリー 1）．

さっそく12誘導心電図をとってみます．

==========（ しばらくして ）==========

心電図とりました（図3）！先生，いかがですか？

心電図異常はありませんね．ツリーの次の枝に移りましょう．

ツリーの次の枝は「主訴が胸痛かどうか」です．

この患者さんは主訴が胸痛でした．

そうですね．さらに次の枝に移りましょう．

次の枝は「MIの既往，NTGの使用歴，または洞性頻脈以外のそのほかの心電図異常があるかどうか」です．

病歴と心電図所見から，これらもありませんでしたので，急性冠症候群は低リスクとなりますね．次は，大動脈の壁が裂ける**急性大動脈解離ツリー**（p.25 ツリー 2）をみましょう．最初の枝，「大動脈痛」はどうでしょうか？

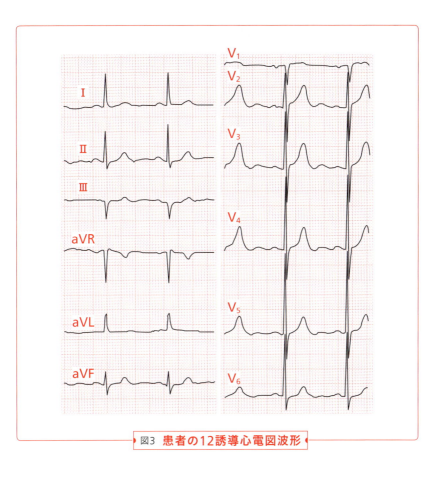

▶図3 **患者の12誘導心電図波形**

 この患者さんは「突然発症で裂けるような」痛みでした！

 そうでしたね．とすると，「高リスク」になりますね．神経脱落症状はなさそうですが，念のため，血圧の左右差と大動脈弁逆流性雑音がないかどうかも，フィジカルアセスメントでチェックしましょう．これらの所見のうち1つでもあれば高リスクとなりますから．

 はい．左右の血圧を測定してみます．……右上腕 140/80，左上腕 170/100，血圧左右差（＞20mmHg）がありました！

さらに可能性が高まりましたね．大動脈弁逆流性雑音はどうですか？

（胸部の聴診をして）大動脈弁領域で，Ⅱ音に続いて拡張早期に漸減性の雑音が聴こえます！

ということは，大動脈解離の可能性でほぼ間違いなさそうですね．緊急で胸部CTの撮影を依頼してください．

（放射線科へ電話連絡をして）準備OKとのことです！

みんなで患者さんの移動を手伝って，一刻も早く撮影してもらいましょう！

≋≋≋≋≋≋≋（患者を移動させて撮影した直後のCT室内で）≋≋≋≋≋≋≋

先生，いかがでしたか？ 解離はみられますか？

ありますね．スタンフォードA型（上行大動脈から解離している重症型）です．このタイプでは，解離で大動脈起始部が拡張して大動脈弁閉鎖不全症が起こることがあるんです．

急いで対応が必要ですね！

うむ．（心臓外科へ連絡しながら）スタンフォードA型大動脈解離で緊急手術が必要な患者さんです．よろしくお願いします．

≋≋≋≋≋≋≋≋≋≋（一段落してから）≋≋≋≋≋≋≋≋≋≋

安美主任も春奈さんも，すばらしい推論でしたね！ 胸痛では急性冠症候群と急性大動脈解離以外にも肺塞栓症，緊張性気胸，食道破裂も鑑別対象になるとお話ししましたが，頻度は比較的まれです．ですから前者2つが除外されたら，そのあとで残りの3つもツリーで確認する予定だったんですけれど．もっとも，これらも胸部CTですでに除外されてはいたんですよ．

先生，急性大動脈解離と急性冠症候群が同時に発症することはありま

すか？

すばらしい質問ですね．図2（p.26）に示したように，**冠動脈起始部にも解離が及んだ場合には，冠動脈血流障害が起こって急性冠症候群を起こすことはよくある**んです．ここは覚えておいてほしいポイントですね．

では，肺塞栓症，緊張性気胸，食道破裂などが同時に起こることもありますか？

それは，超まれですね．強いて言えば，高エネルギー外傷で，気胸と食道破裂が同時に起こることはあるかもしれません．さてさて，今回のケースのクリニカルパールをお二人に授けましょう！

パール？真珠？ネックレスでもいただけるんですか？？

そうそう，そのパール（pearl）ですよ．私の総合診療医としての知識と経験に基づく，ありがたい格言，ってな感じかな（笑）．

わお！ぜひ教えてください！

Dr. 徳田のクリニカルパール

胸痛からのアセスメント
診断 ▶ 大動脈解離（スタンフォードA型）

- ✓ ファイブ・キラー・チェスト・ペインズを見逃すな
- ✓ 自律神経の過剰緊張のサインを察知せよ
- ✓ 症状の分析で警告サインを拾い上げよ
- ✓ 突然発症をきたす重篤な疾患は「詰まる」「裂ける」「破れる」「捻れる」のイメージで考えよ

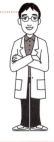

> PART II 症状別「迅速簡便推論ツリー」が導く臨床推論

 先生！また胸痛を訴えている患者さんがいらしています！

症例 2　胸痛を訴える85歳女性

- 85歳，女性　● 主訴：3時間前からの胸痛
- 2か月前に大腸がんの手術を受け，現在は総合病院に通院中
- テレビで大相撲の観戦中，突然に胸全体が痛くなり，家族とともに受診
- 既往歴：大腸がんで人工肛門造設．がんの肝転移あり
- 心筋梗塞の既往，ニトログリセリン（NTG）の使用歴などはなし
- 意識清明，呼吸困難なし

 さて二人とも，まずはやはり「見逃してはならない」胸痛のレッドフラッグ5疾患を思い描いていますね？

 はい！ファイブ・キラー・チェスト・ペインズです！

 では，病歴をみてみましょう．

 （患者へ向かって）看護師の春奈です．血圧と脈を測定しますね．

 お願いします．

患者の追加情報

- BP 130/80mmHg，HR 120回/分，RR 24回/分，BT 36.4℃
- SpO₂ 95%（室内空気）
- 手や表情の診察では冷汗なし
- 左右の血圧差なし，外頸静脈怒脹なし，心雑音なし

春奈さん，今回も忘れずに呼吸数を測定できたわね．先生，この患者さんは呼吸数が多いようですし，脈も増えています．

たしかに．頻呼吸と頻脈がありますね．自律神経系の緊張のサインはどうですか？

自律神経系の過剰緊張のサインはみられません．

そうですね．ただし頻呼吸と頻脈がありますから，重症として慎重にトリアージしましょう．胸痛は重篤な疾患が原因であることが多いので，迅速に評価していきます．

心電図も早めにとりますね．

すばらしい！心電図もとりながら症状を把握して，すぐに救急担当医も呼びましょう．次に，症状について迅速に分析しますよ．

はい！OPQRSTで症状を分析して，見逃してはならない警告症状を拾い上げるのでしたよね．

さっそく患者さんに聴取してきます．

患者のOPQRST

- **O 発症様式：突然発症**（テレビで大相撲を観ていて，結びの一番で勝負が決まった直後に突然胸全体が痛くなった）
- **P 増悪／寛解因子**：特になし
- **Q 性質と程度**：鈍い痛みの性質で程度は3/10
- **R 主な部位と放散部位**：胸部前面
- **S 随伴症状**：冷汗，悪心，失禁なし
- **T 時間経過**：持続性で増悪なし

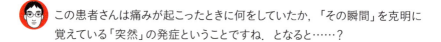

👨 この患者さんは痛みが起こったときに何をしていたか，「その瞬間」を克明に覚えている「突然」の発症ということですね．となると……？

👩 突然発症の場合，何かが「詰まる」「裂ける」「破れる」「捻れる」という重篤な疾患を考えます (p.33 表3)．表中に赤い字で示したレッドフラッグ5疾患をチェックします．

👨 すばらしい！それぞれの迅速簡便推論ツリーでみてみましょう．

👧 **急性冠症候群ツリー** (p.23 ツリー1) からですね．

👨 そうですね．まず，12誘導心電図はどうでしたか？

👩 ST変化，陰性T波，異常Q波，Poor R，陰性U波などの異常はなさそうです．

👨 そうですか．心電図異常は洞性頻脈のみ，ということですか．ツリーの枝を進めましょう．

👩 次の枝は「主訴が胸痛かどうか」です．

👧 この患者さんは主訴が胸痛でした．胸痛があるから……，次の枝は「MIの既往，NTGの使用歴，または洞性頻脈以外のそのほかの心電図異常があるかどうか」です．

👩 病歴と心電図所見から，これらもなかったですね．

👨 では次に，**急性大動脈解離ツリー**をみてみましょう (p.25 ツリー2)．

👩 ツリーの枝に従って症状をみると，痛みは鈍く，フィジカルアセスメントで血圧の左右差はみられず，神経脱落症状もなし，大動脈弁逆流性雑音もありません．大動脈解離は低リスクと判断できます．

👨 そうですね．では，緊張性気胸と食道破裂はどうでしょう？

🧑‍⚕️ 緊張性気胸は，胸腔内に空気が溜まって心臓への静脈還流が阻害される怖い疾患でしたよね．

👨‍⚕️ そのとおりですね．**緊張性気胸ツリー**(p.29 ツリー4)をこの患者さんに適用すると？

👩 えっと，突発胸痛ありますが，呼吸困難はありません．外傷・機械換気もありません．

🧑‍⚕️ 次の枝では，緊張性気胸のバイタルサイン（頻脈，頻呼吸，SpO_2低下，血圧低下，または外頸静脈怒張）のうち頻脈と頻呼吸がありますので，高リスクです．

👨‍⚕️ ちょうど胸部エコーがあるのでみてみましょう．（迅速にエコーを実施しながら）気胸はなさそうですね．ポータブル胸部X線撮影装置がちょうど戻ってきたから，X線写真もみてみましょう．

👩 ……，やはり気胸はなし，ですか？

👨‍⚕️ そのようです．ツリーはあくまでもトリアージ用のリスク分類ですから，結局「陰性」ということは多いんです．リスクを避けることが大事ですからね．これを**リスク・ヘッジ・ストラテジー**といいますよ．ついでに次の枝もみておくと，どうですか？

👩 皮下気腫，片側呼吸音低下，片側鼓音，気管偏位，いずれもありません．

👨‍⚕️ では，**食道破裂ツリー**(p.30 ツリー5)で検証しましょう．激しい嘔吐のあとで起こる疾患ですね．

👩 嘔吐や呼吸困難はありませんが，次の枝の食道破裂のバイタルサイン（頻脈，血圧低下）のうち，頻脈があります．

👨‍⚕️ そうですね．では胸部CT（単純）の結果を確認してみましょうか．

> **PARTⅡ** 症状別「迅速簡便推論ツリー」が導く臨床推論

🧑 放射線科医の読影で，食道破裂を示唆する所見なし，とのことです．

👨 食道破裂も否定されましたね．さて，そろそろクライマックスかな．残りのファイブ・キラー・チェスト・ペインズは？

👩 肺塞栓症です！

👨 肺塞栓症は「他の疾患の可能性が低い」ことが前提ですから，最後にもってきたんです．

👩 (おおおおおっ！なるほど！)

👩 (すごい，これが「迅速」の極意なの！？)

👨 さて，**肺塞栓症ツリー**（p.27 ツリー3）に従うと，解釈はどうなりますか？

👩 えっと，他の疾患の可能性は低くて……．

🧑 深部静脈血栓症の危険因子（肺塞栓症・DVTの既往，1か月以内の手術・骨折，担がん）のうち，担がんが当てはまるので高リスクです！それに大腸がん術後です！

👨 念のための確認ですが，肺塞栓症の典型的な身体所見（頻脈，頻呼吸，低血圧，外頸静脈怒張，前胸部傍胸骨拍動のいずれか）のうち，頻脈と頻呼吸もありましたよね．前胸部傍胸骨拍動のアセスメントはまだでしたね？

👩 すぐに触診してみます！

🧑 心臓（右心室）がある場所，つまり胸骨下部左縁に手のひらを当てて感じるのよ．

👩 (患者に向かって) 失礼します．……(触診しながら) 拍動があります！

👨 すばらしい！診断のために必要な検査は造影CTです！

※※※※※※※※※※※※※※※ しばらくして ※※※※※※※※※※※※※※※

 先生，造影CT画像が届きました！

 肺動脈に血栓様の陰影がありますね．診断は確定しました．もう一度エコーをみておきましょう．（エコー検査をしながら）右心負荷はあまりないようです．重症度は中等度なので，抗凝固療法（ヘパリン持続静注）を開始しましょう．

 わかりました！

※※※※※※※※※※※※※※※ 治療を終えて ※※※※※※※※※※※※※※※

 またしてもすばらしい推論でしたね，お二人とも！胸痛では，急性冠症候群や急性大動脈解離以外にも，頻度は比較的まれとはいえ，緊張性気胸や食道破裂，肺塞栓症も鑑別対象になるということがわかりましたか？

 先生，今回もまた，例のやつをお願いします！

 OK（ウインク）！

 （え，今ウインクした……！？）

Dr. 徳田のクリニカルパール

胸痛からのアセスメント
診断 肺塞栓症

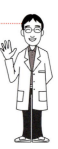

- ✓ ファイブ・キラー・チェスト・ペインズを見逃すな
- ✓ 自律神経の過剰緊張のサインを察知せよ
- ✓ 突然発症をきたす重篤な疾患は「詰まる」「裂ける」「破れる」「捻れる」のイメージで考えよ
- ✓ 胸痛で「他の疾患の可能性が低い」ときは肺塞栓症も考えよ

参考文献

1) 徳田安春：バイタルサインでここまでわかる！；OKとNG〈Generalist Masters 3〉，カイ書林，2010．
2) Green L, Mehr DR：What alters physicians' decisions to admit to the coronary care unit?, J Fam Pract, 45(3)：219-226, 1997.
3) Simel DL, Rennie D：The Rational Clinical Examination; Evidence-Based Clinical Diagnosis, McGraw-Hill, 2008.
4) McGee S：Evidence-Based Physical Diagnosis, 3rd ed., Saunders, 2012.

PART II 02 腹痛

✦ ファイブ・キラー・アブドミナル・ペインズの推論ツリー

👩 さーて，今日もがんばるぞ，と．（ガラガラッ）おはようございまー……って，えぇっ！?

👨 857，858，859……おっと，おはようございます．トレーニング姿を見られてしまいましたね．

👩 筋トレ……ですか？

👩 そういえば，先生と前胸部傍胸骨拍動の触診の練習をしたときに，（お年のわりに！）からだつきがいいなぁと感じましたけど，こんな秘密があったとは……．

👨 ハハハ，医療者は体力も必要ですからね．

👩 （とはいえ，スクワットを859回ってやり過ぎじゃ……）あれっ？ そういえば先生，今日は何だかいつもよりアゴが長いような……．

👩 （安美主任！ そこツッコんでいいんですかっ！?）

👨 はっ，しまった！（ゴソゴソゴソ……）はい，これでいつもどおり．

👩 えええっ!!

👨 先生，ご冗談はほどほどに．

- へへへ，情熱と闘魂の賜物とでも言っておきましょう．

- まさか，臨床推論をマスターしたらアゴが伸縮自在になったりして……．

- それはおもしろい！ いずれは春奈さんもアゴが伸びるかもしれませんね（笑）．

- 足が伸びるならウェルカムなんですケド……（汗）．

- ハハハ（笑）．さて，今回は「腹痛」を勉強しましょうね．

- はい！ よろしくお願いします！ 春奈さんも，準備はいいわね？

- は，はいっ！

- さっそくですが，腹痛のレッドフラッグは何でしょうか？

- 腹痛患者で見逃してはならない疾患……ですね．はい，えーっと……．

- これも暗記したほうがよいですね．まとめておきましょう（表1）．

- 先生，ひょっとしてこの疾患たちの呼び名って……．

- さすが安美主任，察しがいいですね．この5つはとても重篤な病気なので，**ファイブ・キラー・アブドミナル・ペインズ**（five killer abdominal

表1　腹痛のレッドフラッグ5疾患（外科的急性腹症）

- ☐ 腹部大動脈瘤破裂
- ☐ 消化管穿孔
- ☐ 絞扼性腸閉塞
- ☐ 上腸間膜動脈血栓症
- ☐ 重症急性膵炎・重症急性胆嚢炎

※ここでは子宮外妊娠などの産婦人科疾患は除く．また，結石性閉塞性胆管炎は，外科手術より内視鏡的結石除去が優先的に行われるため本リストには含めていないが，重要な重症疾患である．

pains）ともいいます．

やっぱりカッコいい呼び名キターーー！

腹部に関連するから，アブドミナル（abdominal）なんですね．

そのとおり！**外科的急性腹症では，緊急手術の適応とするかどうかの早期判断が重要となります**から，きちんと覚えてください．ね，春奈さん（笑）．

あ，ハイ……（汗）．

これら疾患のトリアージにおける臨床推論ですが，「迅速」「簡便」「安全」が**3つの条件**であったことを思い出しましょう．

そこで，「迅速簡便推論ツリー」の出番ってわけですね！

そういうことです．まず，**腹部大動脈瘤破裂ツリー**を紹介しますね（ツリー6）．腹部大動脈瘤破裂は切迫破裂の時点で早期診断したいところです．

最初は「ショックの症候」をみていくんですね．

そうですね．以前にも言いましたが，**このツリーは最も判別に有用な所見から診ていく**ので，まずはショックの症候を確認することが重要です．全身状態が悪いわりに，腹痛は軽度なこともありますから．実際に私が診察しているなかでも，腹部所見は軽微なことも多いんですよ．

ちなみに，リスク分類をした後はどう対応すればよいでしょうか？

高リスクは直ちに腹部エコーですね．なければCTです．ただし，患者さんにショックの症候がみられる場合は，CT撮影時に状態が悪化して対応が遅れることがあるので要注意です．

患者さんには常に気を配らなければいけない，ということですね．

PART II 症状別「迅速簡便推論ツリー」が導く臨床推論

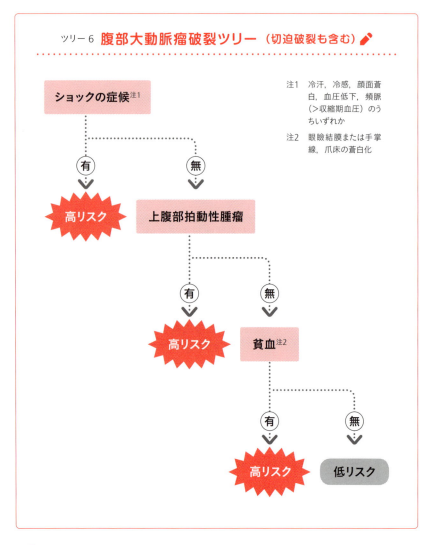

ツリー6 **腹部大動脈瘤破裂ツリー（切迫破裂も含む）**

注1 冷汗，冷感，顔面蒼白，血圧低下，頻脈（＞収縮期血圧）のうちいずれか

注2 眼瞼結膜または手掌線，爪床の蒼白化

 そのとおり！ 次は**消化管穿孔ツリー**です（ツリー7）．潰瘍や憩室，腫瘍などで，消化管の壁に穴があく疾患ですね．

 先生，このツリーの注にある「非自発的な筋性防御」って，どういう意味ですか？

ツリー7 消化管穿孔ツリー

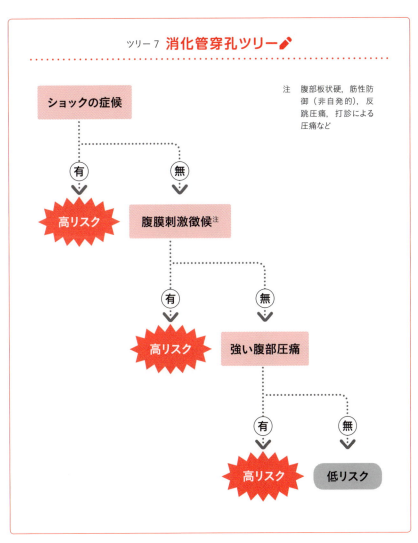

注 腹部板状硬，筋性防御（非自発的），反跳圧痛，打診による圧痛など

 腹痛がある患者さんでは，自発的に腹筋を緊張させることがあるのですが，それは腹膜刺激徴候には含まないんですよ．

 なるほど！つまり腹部の緊張があって，それが腹痛によって自発的に緊張させているわけではない場合には腹膜刺激徴候があると解釈する，ということですね．

👩 先生それから，打診による圧痛の所見はどのようにとるんですか？

👨 これは，腹部を軽く打診した局所に痛みを感じるサインですね．反跳圧痛より有用な所見です．

👩 あと，検査で特徴的な所見はありますか？

👨 穿孔ですから，単純X線やCTで，腹腔内に空気があることを証明すればいいんです．

👩 わかりました．

👨 それでは次，**絞扼性腸閉塞ツリー**です（ツリー8）．腸閉塞がほぼ完全閉塞型になり，腸管内圧が上昇し血流が低下して循環血液量減少性ショックをきたします．絞扼の状態が長時間続くと腸管壊死を起こし，敗血症で死亡することもあります．

👩 「持続的で増悪する痛み」があって，必ずしも「強い腹部圧痛」はない，というのが先ほどの消化管穿孔ツリーとは異なる点ですね．

👨 そのとおりです！

👩 あっそういえば，「持続的」や「増悪」は**レッドフラッグの徴候**だって教わったことを思い出しました（p.6〜7参照）．

👨 すばらしい！重要な知識がつながってきましたね．患者さんが"ずっと痛い"と訴えている場合，ポイントとしてこのことをさらに問うと，実は「間欠的」であって「持続的」ではないことがあるので，要注意なんですよ．

👩 なるほど，問診を行うときは，ポイントを押さえて問うことが重要なんですね．

👨 そうですね．さて次は**上腸間膜動脈血栓症ツリー**を見てみましょう（ツリー9）．上腸間膜動脈の血流が，心臓由来の塞栓子などによって遮断され，腸管

ツリー8 絞扼性腸閉塞ツリー

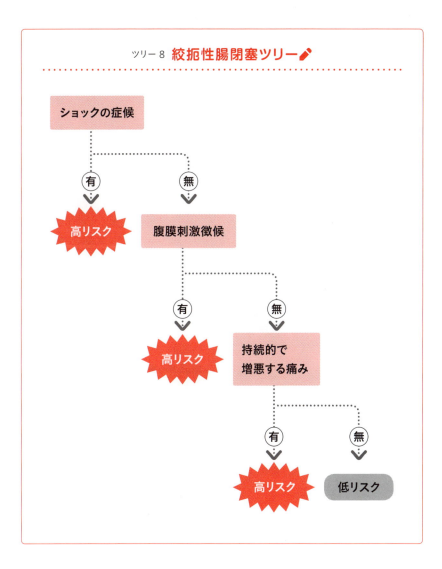

が広範囲に壊死をきたす怖い疾患です．

ツリー9 上腸間膜動脈血栓症ツリー

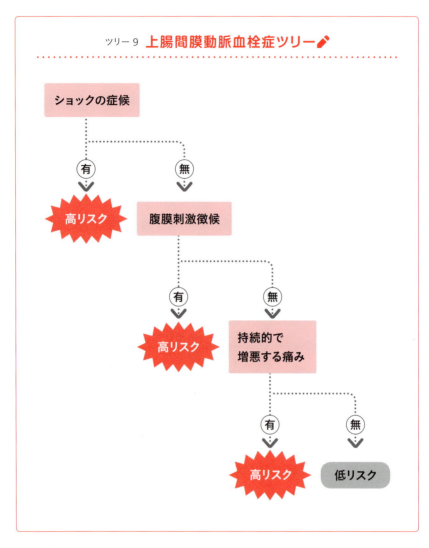

 あれっ？ このツリーって絞扼性腸閉塞ツリーと同じですよね？

 おっと，やはり気づきましたね．絞扼性腸閉塞も上腸間膜動脈血栓症も腸管の虚血をきたすので，フィジカルアセスメントはほぼ同じになるんですよ．ただ，問診の際は症状の発症様式が異なるから要注意です．

🧑 どのように異なるんですか？

👨 絞扼性腸閉塞は徐々に発症することが多く，腹痛も当初は間欠的なこともあります．一方で上腸間膜動脈血栓症は，突然発症することが多く，腹痛も当初から持続していることが多いんです．

🧑 ていねいに問診しないと見落としてしまいそうです．

👨 さらに，上腸間膜動脈血栓症の特徴として，激しい腹痛にもかかわらず，腹部の筋性防御や反跳圧痛，圧痛などがないこともあります．

🧑 腹部に圧痛がなくても外科的な疾患が隠れていることがあるんですね．

👨 そういうことですね．診断のためには，腹部造影CTでかなり精度よく評価できるようになりました．ただし，画像所見よりも徴候を重視すべきですね．画像所見や検査所見はミスリードすることがありますから．

🧑 ミスリード，ですか……．

🧑 **画像や検査所見を盲目的に信じるのは危険**，ということですね．

👨 おっしゃるとおり！さて最後は**重症急性膵炎・重症急性胆嚢炎ツリー**です（ツリー10）．どちらも激しい嘔吐の後に起こる疾患ですね．これも診断には腹部造影CTを用いますが，かなり精度よく評価できるようになりました．ここでもやはり，画像所見よりも徴候を重視すべきです．

🧑 これは消化管穿孔ツリー（ツリー7）と同じです！

👨 そうです！これでファイブ・キラー・アブドミナル・ペインズはすべてです．

🧑 でも先生，腹痛が主訴になる疾患って，ほかにもたくさんありますよね？

👨 安美主任，鋭いですね．今回は腹痛のキラーファイブのみを説明しましたが，虫垂炎や胃腸炎などの様々な疾患が原因で腹痛は起こりますよね．患

PARTⅡ 症状別「迅速簡便推論ツリー」が導く臨床推論

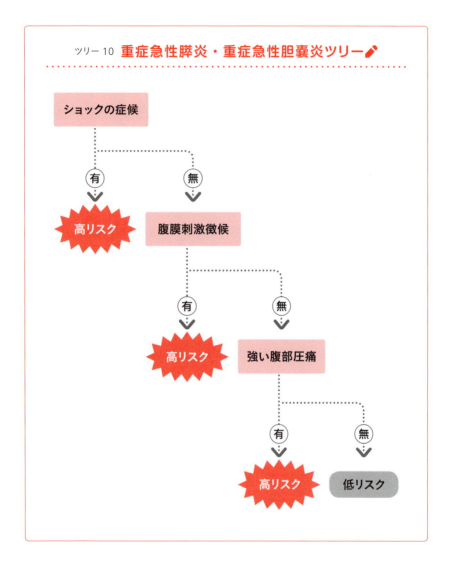

者さんがいらしたら，この点も念頭におきながら予診してみてください．

 はい！

 さっそく腹痛の患者さんがいらっしゃいます！

症例 1　腹痛を訴える65歳男性

- 65歳，男性　● 主訴：腹痛
- 深夜，睡眠中に腹部全体が急に痛くなった
- 嘔吐3回あり．吐物は黄緑色．食事や水はまったく摂れず
- その後，徐々に痛みがひどくなったため，夕方になって家族とともに受診
- 既往歴：20歳のとき虫垂炎で手術．そのほかは健診で特に異常なし
- 生活歴：飲酒なし

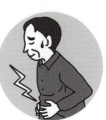

 腹痛が主訴ですか．まずは「見逃してはならない」腹痛のレッドフラッグ5疾患を思い出しましたね？

 はい．ファイブ・キラー・アブドミナル・ペインズですね！

 さっそくバイタルサインの分析をしてみましょう．

 はい．（患者へ向かって）看護師の春奈と申します．血圧と脈，体温を測定しますね．よろしくお願いします．

 （つらそうな表情で）お願いします．

 （そうだ！呼吸数もチェックしなくちゃ．）

患者の追加情報

- BP 140/80，HR 100，RR 19，BT 36.2，意識清明
- 手の診察で，冷感はないが冷汗をかいている

腹痛が主訴であっても，呼吸数までチェックできていて良いですね！

はい！（測定してよかった！）腹痛患者で呼吸が速い場合には何の疾患を考えるべきですか？

腹膜炎による敗血症，それから腹部臓器以外で腹痛の原因となる疾患（表2）です．

表2 腹部臓器以外で腹痛の原因となる主な疾患

- 肺：肺底部肺炎，胸膜炎，膿胸，肺塞栓症
- 心臓：虚血性心疾患，心膜炎
- 内分泌：糖尿病性ケトアシドーシス，副腎不全
- 中毒：鉛中毒

重篤で要注意の疾患も多いですね．呼吸数チェックの大切さを再認識しました．

手の診察所見で「冷感はないが冷汗をかいている」という点も重要ですね．冷感がないので循環不全（ショック）ではないと思うけれど，冷汗があることは重篤な疾患のサインでしたよね．

はい．バイタルサインをチェックする際に手を診て，自律神経系の過剰緊張のサイン（表3）があれば重症としてトリアージを行うべきと教わりました．この患者さんは嘔吐もあったので，副交感神経の過剰緊張があるかもしれません．

よい視点ですね．ただ，腹痛患者の場合には，腸管の通過障害によって悪心・嘔吐を起こすことがあるから，そうとは限らないんです．とはいえ，悪いシナリオを常に念頭におくことは重要ですね．この患者さんはとにかく「冷汗あり！」だから，すぐに救急担当医も呼びましょう．応援が到着するまでに症

表3 自律神経系の過剰緊張のサイン

交感神経（手を診てわかる）	副交感神経（病歴でわかる）
☐ 冷感	☐ 悪心・嘔吐
☐ 蒼白	☐ 尿失禁
☐ 冷汗	☐ 便失禁

状を迅速に分析しておきましょう！

 OPQRSTですね！

 さっそくこの患者さんの症状を拾い上げてみましょう．

 はい．追加の病歴をとってみます．

患者のOPQRST

- O 発症様式：急性発症（深夜，睡眠中に急に始まった．何時頃かは不明）
- P 増悪／寛解因子：特になし．持続する痛み
- Q 性質と程度：張ったような性質で程度は9/10とひどい痛み
- R 主な部位と放散部位：当初は臍部で，その後は胸部全体にかけての範囲
- S 随伴症状：嘔吐あり
- T 時間経過：持続性

 すばらしい分析です．突然発症かどうかを聞き出すのに，痛みが起こったときに何をしていたかを聴いたんですね．突然発症のときは患者さん自身が「その瞬間」を克明に覚えていることが多いですからね．

 はい．ただ，この患者さんははっきり覚えていないということでした．

睡眠中だったからはっきりしないのかもしれませんね．ここでは「突然発症」または「急性」といえるでしょう．では，ここで推論ですね．腹痛のレッドフラッグ5疾患の迅速簡便推論ツリーで検証しましょう．

はい！まず**腹部大動脈瘤破裂ツリー**です(p.48 ツリー6)．

腹部大動脈瘤破裂は，全身状態が悪いわりに腹痛は軽度のこともあって，診察でも腹部所見は軽微なことも多い，という疾患でした．

この患者さんはショックの症候はないので，次は腹部所見をみましょう．

上腹部拍動性腫瘤と貧血のアセスメントを行います．（……アセスメントを終えて）先生，上腹部拍動性腫瘤も貧血もありません．

腹部大動脈瘤破裂の高リスク項目はみられないようですね．次のツリーに移りましょう．

次は**消化管穿孔ツリー**です(p.49 ツリー7)．

潰瘍や憩室，腫瘍などで，消化管の壁に穴があく疾患ですよね．その後の診療で，この患者さんでは腹膜刺激徴候はありませんでした．ただ，腹部全体に"強い"圧痛がありました．

それは高リスクですね．急いでほかのツリーも確認しましょう．次は**絞扼性腸閉塞ツリー**(p.51 ツリー8)です．腸閉塞がほぼ完全閉塞型となり，腸管内圧が上昇して血流が低下し，絞扼の状態が長時間続くと腸管壊死を起こし敗血症で死亡することもある疾患ですね．

この患者さんは「持続的で増悪する痛み」があります！

とすると，このツリーでも高リスクということになりますね．どんどんいきましょう．次はいかがですか？

上腸間膜動脈血栓症ツリー (p.52 ツリー9)です．

上腸間膜動脈の血流が心臓由来の塞栓子などによって遮断され，腸管が広範囲に壊死をきたす怖い疾患ですね．

このツリーは絞扼性腸閉塞と同じなので，この患者さんは高リスクです！

ただ，上腸間膜動脈血栓症は，突然発症のことが多く，腹痛も当初から持続性のことが多い，ということでした．

うん，そのとおり．それじゃ最後の**重症急性膵炎・重症急性胆嚢炎ツリー**（p.54 ツリー 10）に移りましょう．

このツリーは消化管穿孔ツリーと同じなので，この疾患も高リスクです！

これでこの患者さんは，少なくとも4つの急性腹症の高リスクであることが判明しましたね．

患者の鑑別診断

- 消化管穿孔
- 絞扼性腸閉塞
- 上腸間膜動脈血栓症
- 重症急性膵炎・重症急性胆嚢炎

このうち最も可能性が高いのはどれでしょうか．どう判断するのですか？

最も"らしい"（most likely）のは絞扼性腸閉塞でしょうね．なぜなら，この患者さんは心房細動，胆石，大量飲酒の病歴はないけれど，腹部手術の既往があるからです．造影CTで確認してみましょう．

造影CT実施後

画像を見るかぎり，絞扼性腸閉塞のCT所見でほぼ間違いないようです．膵

臓，胆嚢に異常はなく，穿孔を示唆する遊離ガスもない．緊急で外科コンサルトしましょう．（外科へ電話しながら）絞扼性腸閉塞で緊急手術が必要な患者さんがいます．よろしくお願いします．

 緊急手術のための準備もします！

―――――――――（ 患者を搬送後 ）―――――――――

 今回もすばらしい推論でした！腹痛では緊急度の高い疾患が多いので要注意ですよ．

 はい，レッドフラッグ疾患を見逃さないようにしていきたいと思います！

 （先生，いつものあれは？）

 ではここで，今回もクリニカルパールを授けましょう！

 やったー！お願いします！

Dr. 徳田のクリニカルパール

腹痛からのアセスメント
診断 ＞ 絞扼性腸閉塞

- ✓ ファイブ・キラー・アブドミナル・ペインズを見逃すな
- ✓ 自律神経の過剰緊張のサインを察知せよ
- ✓ 腹膜刺激徴候を見逃すな
- ✓ 触診での圧痛はその程度に注意せよ
- ✓ 持続的で増悪する腹痛に注意せよ

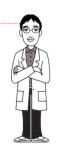

 先生，次の患者さんも腹痛を訴えているそうです！お願いします．

| 症例 2 | 腹痛を訴える75歳男性 |

- 75歳，男性　●主訴：腹痛
- 朝食後の排便中に腹部全体が急に痛くなった
- 嘔吐1回あり．吐物は黄色．気分不良あり
- 同居中の家族により救急車コールされ，救急外来に搬送
- 既往歴：45歳より高血圧で通院中．ディオバン®内服
- 生活歴：飲酒なし．喫煙1日2箱を45年

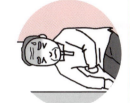

 今回の患者さんは初期情報から迅速な対応が必要のようですね．さっそく診てみましょう．

 はい！

 緊急対応物品（表4）を準備しておきます．

表4　緊急対応物品リスト

- ☐ 酸素吸入用物品
- ☐ ルート（輸液と採血）
- ☐ モニター（心電図とパルスオキシメーター）

 安美主任，さすがです．準備しながら，まずは「見逃してはならない」腹痛のレッドフラッグ5疾患を「高速脳作動（high-speed brainwork）」で思い出してみましょう．

 高速脳作動！？　私の脳にできるでしょうか？

> PART II 症状別「迅速簡便推論ツリー」が導く臨床推論

 脳にはすばらしい力がある．みんな，やればできます！

 はい！ファイブ・キラー・アブドミナル・ペインズ (p.46 表1) でしたね．

 さっそくバイタルサインの分析から行ってみてください．

 はい．（患者に向かって）看護師の春奈です．よろしくお願いします．

 （つらそうな表情で）あ，はい，……おなかが，痛い……．

 おつらそうですね．急いで血圧と脈拍，（呼吸数，）体温を測定しますね．

患者の追加情報

- BP 100/80，HR 110，RR 19，BT 35.5
- 意識は JCS I-2（覚醒しているが見当識障害あり）
- 手の診察で冷感あり，冷汗をかいている．手掌の色も蒼白
- フィジカルアセスメント上，眼瞼結膜がやや貧血様

 収縮期血圧より脈拍が高い場合，「ショック状態」の可能性がありますが，この患者さんはショックといってよいでしょうか？

 意識レベルが低下しているので「ショック」といってよいと思います．

 意識レベルが低下しているのは脳循環不全による可能性がありますね．ショックの定義は重要臓器の循環不全ですからね．

 そうなんですね．ほかには，手の診察で冷感があるという点も循環不全（ショック）のサインでしたよね？

 この患者さんは冷汗もかいていて，皮膚色の蒼白もあります．

交感神経の過剰緊張のサインだったと思います．

 そうですね．では，病歴で重症のサインはありますか？

 はい．副交感神経の過剰緊張のサイン（嘔吐）があります．

 重症として緊急対応を行うべきでしたよね．それに救急救命士によると，搬送中に尿便失禁もあったとのことです．

 すぐに救急担当医も呼びましょう．（頸静脈を診ながら）低静脈圧性ショック（表5）ですので，輸液は全開の最高速度で投与しておきましょう．

 わかりました！

表5 静脈圧によるショックの分類 ✏️

低静脈圧性ショック
- 低容量性ショック：
  　重症脱水，大量出血
- 分布性ショック：
  　敗血症，アナフィラキシー

高静脈圧性ショック
- 心原性ショック：
  　重症心不全，急性心筋梗塞
- 閉塞性ショック：
  　重症肺塞栓症，緊張性気胸，心タンポナーデ，Ⅰ型大動脈解離

 では，応援が到着するまでに症状について迅速に分析してみましょう．OPQRSTで，できるだけ迅速に問診して，警告症状を拾い上げてください！

 はい！

> **患者のOPQRST**
> - O 発症様式：突然発症（朝食後，排便中いきんでいるときに始まった）
> - P 増悪／寛解因子：特になし
> - Q 性質と程度：鈍いような感じで程度は5/10と中等度の痛み
> - R 主な部位と放散部位：はじめから腹部全体にかけての範囲
> - S 随伴症状：冷汗・嘔吐・尿便失禁あり
> - T 時間経過：持続する痛み．軽快もせず，増悪もせず

👨‍⚕️ すばらしい分析です！突然発症かどうかを聞き出すのに，痛みが起きたときに何をしていたかを聞いたことが良いですね．初めに迅速対応が必要になるだろうと言った理由もここなんです．

👩 軽度の見当識障害があったのですが，症状の「始まり」をはっきり覚えていたようでした．

👨‍⚕️ そう，まさしくそこがポイント！「突然発症の腹痛でショック」ということですね．ファイブ・キラー・アブドミナル・ペインズの迅速簡便推論ツリーでトップバッターは？

👩 **腹部大動脈瘤破裂ツリー**です（p.48 ツリー6）！

👨‍⚕️ 全身状態が悪いわりに腹痛は軽度のこともあって，診察でも腹部所見は軽微なことも多いのでしたね．ここでテイク・ザ・ベスト・ヒューリスティックを適用すると，この患者さんはショックの症候があるから「腹部大動脈瘤破裂の高リスクグループ」です．念のため腹部所見も診ましょう．

👩 （腹部をアセスメントして）上腹部拍動性腫瘤はありませんが，貧血はあります．

👨‍⚕️ 腹部大動脈瘤破裂の高リスクです！ところで貧血は，眼瞼結膜より先に手掌線（手相の線）や爪床に蒼白が出やすいので，そちらを確認するのが良い

方法です．さて，上腹部拍動性腫瘤はなくてもこの疾患の可能性を否定できません．テイク・ザ・ベスト・ヒューリスティックに従うべきですね．さっそくCT画像をとってもらいましょう．（救急担当医に向かって）お願いします！

わかりました．（CTを施行しながら）腹部大動脈瘤があります！その周囲に液体貯留の所見もありますので破裂していると思います（図1）．

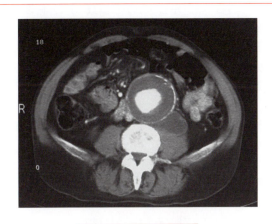

図1 患者のCT所見

やはりそうですか．よし，大至急，心臓血管外科チームをコールしてください！手術室と麻酔科もスタンバイを頼みますよ．

はい，わかりました！

ショックのときの迅速ワークアップリスト（表6）にあるように，12誘導心電図とポータブル胸部X線も手配の連絡をしておきます！

表6 ショックのときの迅速ワークアップリスト

- □ ベッドサイド・エコー
- □ 12誘導心電図
- □ ポータブル胸部X線

すばらしい！採血で血算，血液生化学検査，凝固検査もオーダーしておきましょう．

 （電話を受けながら）手術室の準備ができたようです．搬送します！

―――――――（ 手術終了後 ）―――――――

 外科ドクターの話では，患者さんの経過は良好で，術後はICUで管理するということです．今回もすばらしい初期対応でしたね．

 ありがとうございました．徳田先生のリアルタイムのアドバイスで，本当に高速脳作動ができるようになってきたかも……．

 ところで，今回の患者さんでは1つのツリーのみで対応しましたけど，そのほかのツリーは使わなくてよかったのですか？

 急性腹症では，時間軸ヒエラルキーがあるんです．これによってカテゴリー分類されていますから．カテゴリー分類も加えて，腹痛のレッドフラッグ疾患をもう一度リストアップしてみましょうね（表7）．

表7 時間軸ヒエラルキーによる腹痛のレッドフラッグ（外科的急性腹症）

カテゴリー1：数分，数十分以内に手術
☐ 腹部大動脈瘤破裂

カテゴリー2：数時間以内に手術
☐ 消化管穿孔　　☐ 絞扼性腸閉塞　　☐ 上腸間膜動脈血栓症

カテゴリー3：内科的治療が無効なら外科（数日は待てる）
☐ 重症急性膵炎　☐ 重症急性胆嚢炎

 なるほど，まずカテゴリーの上位から除外すべきなんですね．

そのとおり．おわかりのように，数分〜数十分以内に手術しなくてはならないような疾患から除外するのが原則です．

 急性腹症の時間軸ヒエラルキーに従って，次は消化管穿孔，絞扼性腸閉塞，上腸間膜動脈血栓症のツリー，そして最後は重症急性膵炎と重症急性胆嚢炎のツリーで分析すればいいんですね！

 そのとおり！今後も，時間軸ヒエラルキーを念頭において推論を進めていきましょう．ただ，患者の背景因子も重要ですから，これらは主に高齢男性にみられる疾患で，若年者や女性ではまれであることも頭に入れておいてくださいね．さてお待ちかね，クリニカルパールです！

 わ，ありがとうございます！

Dr. 徳田のクリニカルパール

腹痛からのアセスメント
診断　腹部大動脈瘤破裂

- ✓ ファイブ・キラー・アブドミナル・ペインズを見逃すな
- ✓ ショックの徴候としての冷感，蒼白，意識障害に注意
- ✓ 自律神経の過剰緊張サインを察知せよ
- ✓ 腹痛患者では急性腹症の時間軸ヒエラルキーで考えよ
- ✓ 急性腹症のカテゴリー1（数分，数十分以内に手術）は大動脈瘤破裂である

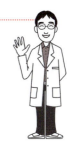

先生！次も腹痛の患者さんです．70歳代の男性です！

症例 3　腹痛を訴える73歳男性

- 73歳，男性　● 主訴：上腹部痛
- 午後3時頃，自宅にて上腹部に圧迫されるような激痛あり（9～10/10）
- 同居中の家族により救急車コールされ，救急外来に搬送．
- BP 110/90 mmHg，HR 105回/分，RR 22回/分，BT 36.0℃
- 既往歴：50歳より高血圧で通院中．バルサルタン内服中
- 生活歴：飲酒なし．喫煙1箱/日を50年

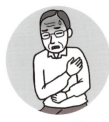

 さて，この患者さんには迅速なトリアージ対応が必要でしょうか？

 はい，急性発症の激痛で，頻脈と頻呼吸があるので，迅速な対応が必要だと思います．

 そうですね，急いで対応しましょう．

 わかりました．さっそく緊急対応物品（p.61 表4）を準備します．

 急性腹症の時間軸ヒエラルキーも思い出していますね？

 はい．カテゴリー1から3の分類ですよね．

 そうです！おっと，カテゴリー4を忘れてはいけませんでした．

 えっ？カテゴリー4ですか？

 先ほどは紹介できませんでしたが，実はカテゴリー4まであるんです．これは腹痛の原因となる腹部以外の疾患で，たいていは腹腔外の疾患ですね．どんな疾患が想定されると思いますか？

うーん，腹腔外ということは，心臓や肺などですよね．心筋梗塞や肺炎などでしょうか？

すばらしい！詳しくは表8にまとめましょう．

> **表8 時間軸ヒエラルキーによる腹痛のレッドフラッグ（外科的急性腹症）**
>
> カテゴリー4：腹痛の原因となる腹部以外の疾患
> - ☐ 心臓：急性冠症候群（急性心筋梗塞・不安定狭心症）
> - ☐ 肺：肺炎（肺底部），胸膜炎，膿胸
> - ☐ 腎尿路：尿管結石
> - ☐ 代謝内分泌：糖尿病性ケトアシドーシス，副腎不全
> - ☐ 生殖器：精巣捻転

特に心臓は腹部に接していますから，急性冠症候群では腹痛を主訴とするケースがけっこうあるんです．

歯や顎，頸部の痛みで受診される患者さんもいらっしゃいますよね．

そうですね．口から臍までのすべてのレベルの痛みに対して，心臓の痛みの可能性を考えるんですよ．さて，カテゴリー1～4を「高速脳作動」で考えながら，病歴聴取を進めてみましょう．

> **患者の追加情報**
> - 激しい上腹部痛があるが，左肩にも痛みあり
> - 呼吸困難感あり

左肩も痛いのは「放散痛」でしょうか．

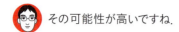

👨 その可能性が高いですね．

👩 呼吸困難があるので，心臓や肺の疾患も考えないといけないと思います．

👨 すばらしい．では，診察所見をみてみましょう．

患者の診察所見

- 顔色は蒼白
- 皮膚に冷感と冷汗あり
- 心音整，収縮期心雑音あり
- 両肺下部で吸気時にクラックル音が聴かれる
- 腹部は平坦でソフト．圧痛，リバウンド痛，筋性防御，いずれもなし

👩 顔色の蒼白や手の冷感があるのは循環不全（ショック）のサインですね．

👧 この患者さんは冷汗もかいていて，交感神経の過剰刺激もあります．

👨 すばらしい！

👩 心臓と肺に所見があり，腹部の所見が乏しいです．

👧 カテゴリー 4 の可能性があるような気がしてきました．

👨 じゃあ，まず何をすべきだと思いますか？

👧 心電図をとりたいです．

👨 そうですね．さっそくみてみましょう（図2）．この心電図では何を疑うべきでしょうか？

👧 えーと，ST上昇があるから急性冠症候群（急性心筋梗塞）でしょうか？

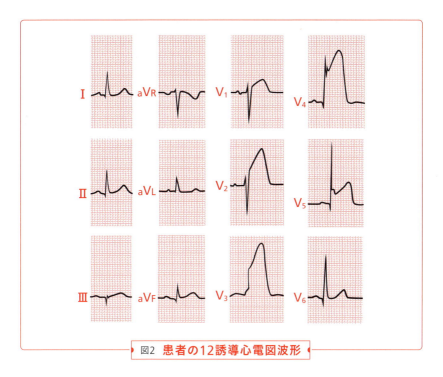

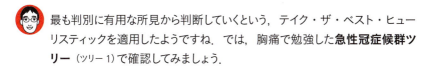

 最も判別に有用な所見から判断していくという，テイク・ザ・ベスト・ヒューリスティックを適用したようですね．では，胸痛で勉強した**急性冠症候群ツリー**（ツリー1）で確認してみましょう．

ここでの"ベスト"はST変化なので，春奈さんの言ったとおり急性冠症候群を考えます．

そうですね．すぐに循環器科担当医も呼びましょう．（頸静脈を診ながら）心原性ショックですね．これは高静脈圧性ショックなので，採血したら輸液はナシでヘパリンロックにしておきましょう．春奈さん，至急ポータブル胸部X線とベッドサイド超音波を準備してください！

はい！

PART II 症状別「迅速簡便推論ツリー」が導く臨床推論

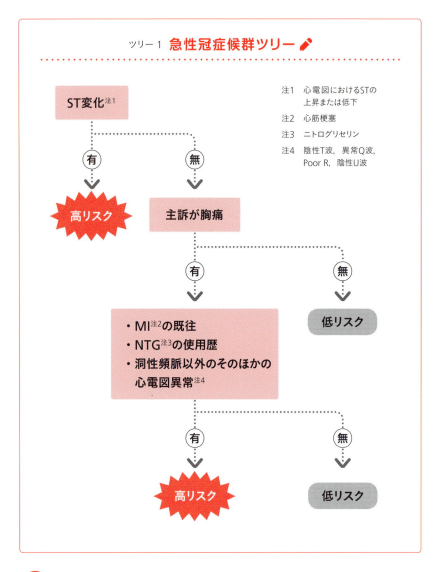

ツリー1 **急性冠症候群ツリー**

ポータブル胸部X線写真では肺うっ血像がありますね．ベッドサイド超音波では，左室前壁の壁運動低下が認められます．急性心筋梗塞による心不全・心原性ショックですね．応援が到着するまでアスピリンを口腔内投与して，ヘパリンを開始しておきましょう．

今到着しました！ 緊急で経皮的冠動脈インターベンションを行います．

ありがとう．みんなでカテ室へ患者さんを移動させましょう！

≋≋≋≋≋≋≋≋≋≋（治療が一段落して）≋≋≋≋≋≋≋≋≋≋

循環器科ドクターの話では患者さんの経過は良好で，術後はCCUで管理するということです．今回もすばらしい初期対応ができましたね．

ありがとうございました！

ところで，今回の患者さんは腹部以外の原因による腹痛でした．急性心筋梗塞のときの腹痛では，どういうところがポイントになるのでしょうか．

そうですね，ざっくりとですが，リストアップしてみると次のような感じですね（表9）．

表9 急性心筋梗塞による腹痛

- ☐ 圧痛，リバウンド痛，筋性防御がない
- ☐ 絞扼感，圧迫感，鈍痛が多い（鋭い痛み，刺すような痛みではない）
- ☐ 痛みの範囲は広い（ピンポイントではない）
- ☐ 放散痛として歯，顎，頸，肩が痛くなることがある
- ☐ 冷汗と嘔吐を伴うことも多い

なるほど，腹部所見がないということがカギなんですね．

そのとおり！ 特に冠危険因子（表10）がある患者さんの上腹部痛では，積極的に急性心筋梗塞を疑って，12誘導心電図をとるべきですね．今回の症例のように，モニター心電図では単一誘導のみで，ST変化はわからないことも多いですからね．

表10 冠動脈疾患の危険因子 ✏️

- ☐ 年齢（男性45歳以上，女性55歳以上）
- ☐ 喫煙
- ☐ 高血圧
- ☐ 糖尿病（耐糖能異常も含む）
- ☐ 脂質異常症
- ☐ 冠動脈疾患の家族歴

 これから急性腹症の患者さんをみるときは，時間軸ヒエラルキーのカテゴリー4にも注意しなければならないということですね．

 すばらしい！ **バイアスに陥らないよう様々な可能性を考えながら，かつテイク・ザ・ベスト・ヒューリスティックを用いて迅速・簡便に患者さんを診ていけるようにしましょうね**．ではお待ちかね，クリニカルパールをどうぞ！

Dr. 徳田のクリニカルパール

腹痛からのアセスメント
診断 急性心筋梗塞による心不全・心原性ショック

- ✓ カテゴリー4を見逃すな
- ✓ カテゴリー4として心臓，肺などの疾患を考えよ
- ✓ 上腹部痛で冠危険因子のある人では心臓疾患，急性冠症候群も考えよ
- ✓ 急性冠症候群による腹痛の特徴を理解せよ

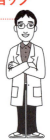

 先生！次の患者さんも腹痛を訴えています！制服を着た若い男性です！

症例 4　腹痛を訴える17歳男性

- 17歳，男性，高校生　　● 主訴：左下腹部痛
- 午後3時頃，学校にて突然左下腹部に刺し込むような激痛あり（8〜9/10）
- 体育の授業でサッカーをしていてシュートした瞬間に始まった．明らかな外傷はなし
- 担任の教員により救急車コールされ，救急外来に搬送
- BP 110/60 mmHg，HR 85回/分，RR 18回/分，BT 36.5℃
- 既往歴：特記すべきことなし
- 生活歴：飲酒・喫煙なし

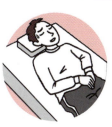

 17歳の高校生ですか．迅速なトリアージ対応が必要な患者さんですか？

 はい．突然発症（サッカーの授業中にシュートした瞬間に始まった）の激痛ですので，迅速な対応が必要です．

 次のような病態の可能性があると思います（表11）．

表11　突然発症で考えるべき病態

- ☐ 詰まる：胆石発作，尿管結石発作，腎梗塞，腸間膜動脈閉塞症
- ☐ 裂ける：大動脈解離
- ☐ 破れる：大動脈瘤破裂
- ☐ 捻れる：結腸捻転，卵巣茎捻転，精巣捻転

 二人ともさすがですね．急いで対応しましょう．若い男性なので動脈硬化性の疾患は考えにくい，もちろん卵巣茎捻転はありえない．先ほどの病態で，若い男性で考えるべき病態は？

PART II 症状別「迅速簡便推論ツリー」が導く臨床推論

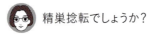
精巣捻転でしょうか？

すばらしい．これは左側に多いので，若い男性で突然発症の左下腹部痛では必ず考えないといけません．そのほかに下腹部痛では何を考えますか？

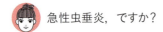
急性虫垂炎，ですか？

それももちろんあるでしょう．急性虫垂炎の場合は発症がやや緩徐ですけどね．

ところで，どうして若い男性に急性虫垂炎が多いのですか？

いい質問ですね．ただ，実はまだよくわかっていないんです．私の印象では，急性虫垂炎は，進化論的に集団を保存するために仕組まれた調節的な疾患です．もともと若い男は戦闘好きで，時に集団内で暴走することがあるので，急性虫垂炎になって，周りの人々に看病を受けて，精神的に成長するという仮説かな．まあ，証明されてはいないけどね．このような考え方を進化論的医学というんですよ．

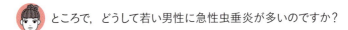
へえ，そんな考え方があるんですね．初めて聞きました！

それはさておき，急性腹症の時間軸ヒエラルキーを思い出しましたか？

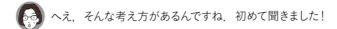
はい．1〜4のカテゴリー分類があります．

そうですね，特にカテゴリー4は大切でしたね．追加の問診はどうですか？

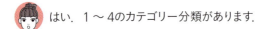
はい，次の情報を集めてきました！

患者の追加情報

- 激しい左下腹部痛（9/10）があるが，左精巣にも痛み（5/10）あり
- 悪心あり．嘔吐なし

左下腹部と左精巣の痛みがありますが，どちらかが「放散痛」なのでしょうか．

 その可能性は高いですね．どちらに主病変があるかを考えていかなければなりませんが，まずはどちらから考えるべきでしょう？

 重篤な疾患の除外から考えるべきなので，左精巣の疾患をまず考えたいと思います．

 すばらしい！では，診察所見をみてみましょう．

患者の診察所見

- 表情は苦痛様
- 皮膚に冷汗あり
- 心・肺に異常なし
- 腹部は平坦でソフト．圧痛，リバウンド痛，筋性防御，いずれもなし

 冷汗をかいているので，交感神経の過剰刺激があります．

 病歴で悪心もありましたので副交感神経の過剰刺激もあります．

 すばらしい．ほかには？

 腹部の所見が乏しいので放散痛だと思います．

 別の部位に主病変があると思います．

 そうですね．じゃあ次に何をしますか？

 精巣を調べたいと思います！

そうなりますね．ただし，若い男性は股間をみられるのを極度に嫌がりますからねえ．相手が女性だと特に．

 確かにそうですよね……

 では救急外来の男性看護師の山下君をすぐに呼んできますね！

 ありがとう！ああ，心配はご無用．もちろん，患者さんにも事前にきちんと説明してから診察しますからね．

 （これまでの経緯についての説明を受けて）わかりました．補助します！

 さっそくみてみましょう（図3）．

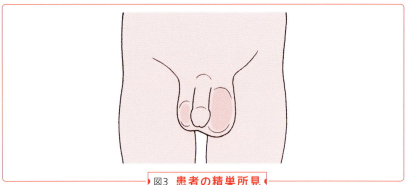

図3 **患者の精巣所見**

 この所見はどうですか？

 はい．左の精巣の上端が右に比べて上がっています．あと，大きくなっています．

 アラームサインですね．精巣挙筋反射もみましょう．山下君，大腿内側の皮膚を軽くこすってみてください（図4）．まずは右，そして左の順に．

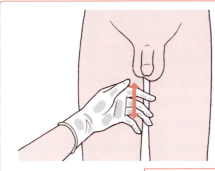

大腿部内側の皮膚を軽くこする
（右側→左側の順）．
こすった側と同側の精巣が挙上
（5mm以上）すれば陽性とする．

図4 **精巣挙筋反射**

右は反射陽性（5mm挙上あり）ですが，左は反射が消失しています．

では次にやさしく精巣を触診してみて．

左の精巣に圧痛があります．

左精巣挙上，圧痛があり，精巣挙上反射が消失しているということですね．この所見からまず何を考えますか？

精巣捻転を考えます．

うん，すばらしい！さすが安美主任の部下ですね．すぐに泌尿器科医を呼びましょう．精巣捻転のゴールデンタイムは？

6時間以内です！

鑑別には副精巣炎，精巣垂捻転などもありますけど，実のところこれらの鑑別は難しく，このような「真の」救急疾患の場合，あれこれ考える前に，専門である泌尿器科医の応援を呼ぶことが大切です．

今到着し，さっそく診察しました．やはり精巣捻転の疑いが強いと思います．緊急手術を行います！

ありがとう．みんなで患者さんを手術室へ移動させよう．

――――――――（ 手術終了後 ）――――――――

泌尿器科医の話では，捻転を解除したら精巣の色が速やかに回復したとのことです．今回もすばらしい初期対応になりましたね．山下君も大活躍でした！

ぼくも，患者さんの迅速対応につなげられてよかったです！

ところで先生，今回の患者さんも腹部以外の原因による腹痛でした．精巣捻転のときの腹痛では，どういうところがポイントになるのですか？

OK，ざっくりとですがリストアップしてみましょう（表12）．

表12　精巣捻転による腹痛

- ☐ 10歳代が多い
- ☐ 圧痛・リバウンド痛・筋性防御がない
- ☐ 下腹部が多い（右＜左）
- ☐ 精巣挙上・圧痛・腫脹がみられることがある
- ☐ 放散痛として左鼠径部が痛くなることがある
- ☐ 嘔吐を伴うことも多い
- ☐ 停留精巣では鼠径部（鼠径管内）で捻転がある
- ☐ 陰嚢内に精巣があるか触診すること

なるほど，この場合は精巣を診察することがカギですね．

このような患者さんの場合はいつでも声をかけてください！

すばらしい．こうやって緊急時も配慮を忘れず迅速に対応できるよう，チー

ムのみんなと協力していくことが大事ですね.

では先生, いつものあれをお願いします.

(あれって……?)

山下君もよく聞いておいてくださいね. クリニカルパールですよ!

Dr.徳田のクリニカルパール

腹痛からのアセスメント
診断 ▶ 精巣捻転

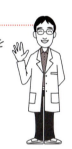

- ✓ 若い男性の下腹部痛(特に左)では必ず精巣捻転を除外せよ
- ✓ 精巣捻転のゴールデンタイムは6時間. 迅速な対応が必須
- ✓ 若い男性の股間部の診察では男性医師や男性看護師を付けよ
- ✓ 鼠径部痛では停留精巣の可能性もあるので陰嚢の触診も重要

参考文献

1) Simel DL, Rennie D:The Rational Clinical Examination;Evidence-Based Clinical Diagnosis, McGraw-Hill, 2008.
2) McGee S:Evidence-Based Physical Diagnosis, 3rd ed., Saunders, 2012.
3) 町淳二:急性腹症のフィジカル診断;緊急性の症候群とその病態生理に立ったH+P(特集/フィジカル診断学を極めよう!), レジデント, 3(4):36-46, 2010.
4) 寺沢秀一:研修医当直御法度症例帖, 三輪書店, 2002.

PARTⅡ 03 咽頭痛

✦ 風邪と風邪ミミックの鑑別

　先生，今日もよろしくお願いします．

　こちらこそ．さっそくですが今回は咽頭痛を勉強しましょう．

　咽頭痛って，つまり風邪のことですか？

　確かに風邪が最も多いけど，そもそも風邪の診断はどうつけたらよいでしょう？

　うっ……風邪症状があるときです（汗）．

　そうですね（笑）．風邪には3大症状がありますが，そのうち少なくとも2つあるときは風邪と診断したほうがいいですね．

　3大症状って，くしゃみ，鼻水，鼻づまり，ですか？

　それは鼻炎の3大症状ですね．風邪の3大症状は，「鼻水」「咽頭痛」「咳」としたほうがよいでしょう（表1）．

表1 **風邪の3大症状**

☐ 鼻水　　　☐ 咽頭痛　　　☐ 咳

※これらのうち2つ以上該当した場合に風邪（ウイルス性上気道炎）と診断する

🙂 なるほど！鼻水，咽頭痛，咳のうち，2つあればいいんですね．

🙂 あれっ？よく考えると，どの症状も発症部位が違いますね？

👨 鋭いですね！そうです，**風邪はウイルス感染が原因で起こるので，同時期に複数の部位で炎症を起こすんです**．

🙂 となると，**細菌感染では単一の部位での炎症が多い**，ということですか？

👨 すばらしい！この原則がわかれば，風邪と風邪ミミックを区別できるようになります．

🙂 カゼミミック？？

👨 風邪と紛らわしい疾患のことを，**風邪ミミック**（mimic；「まねる」の意）とよぶんです．春奈さんは，咽頭痛を起こす風邪ミミックにはどんな疾患があるか知っていますか？

🙂 うーん，細菌性咽頭炎，とかですか？

👨 そうですね．ところで，細菌性咽頭炎とウイルス性咽頭炎はどちらが多いと思いますか？

🙂 ウイルス性ですか？

👨 おっ，いいですね．春奈さんの言うとおり，咽頭炎のほとんどはウイルス感染によるもので，細菌感染は10〜15％程度なんです．

🙂 えっ，そんなに違うんですか！？

👨 その反応からすると当てずっぽうだったようですね（笑）．細菌性咽頭炎の起炎菌で最も多いのは「A群β溶血性連鎖球菌（group A streptococcus；GAS）」，いわゆる「溶連菌」です．この菌は扁桃周囲に膿瘍をつくるだけでなく，リウマチ熱や糸球体腎炎を起こす可能性もあるんです．

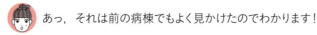

😮 あっ，それは前の病棟でもよく見かけたのでわかります！

🧑 そうでしたか！ちなみにこの溶連菌ですが，抗菌薬の投与期間はペニシリン系抗菌薬（バイシリン®など）を10日間内服することが推奨されています．ただし，糸球体腎炎を予防できるかどうかは十分なエビデンスが得られていないのが現状ですね．

🧑‍🦰 先生，細菌性とウイルス性の咽頭炎の区別はどうつければいいですか？

🧑 細菌性咽頭炎とウイルス性咽頭炎との区別には「McIsaac改訂Centor基準」を使うといいですね．**ウイルス性では抗菌薬が不要**なので，抗菌薬の不必要な投与を避けるための基準でもあります．アメリカのデータによると，咽頭炎の患者のうち，70％に抗菌薬が処方されていたといいますしね．

😮 えっ，つまりGAS感染の可能性は15％程度しかない咽頭炎患者に対して，実際は70％も抗菌薬が処方されていたってことですよね？

🧑 それほど不必要な投薬が行われているということですね．

😐 一医療者として，何だか考えさせられます……．

🧑‍🦰 ところで，McIsaac改訂Centor基準ってどんなものか教えていただけますか？

🧑 じゃあ表2を見てみましょう．各項目をそれぞれ＋1点あるいは－1点としてカウントし，合計点で評価します．

🧑‍🦰 これくらいなら何とか暗記できそうです！

🧑 私は暗記がニガテなので，お二人が代わりに覚えておいてください．

😮 （先生にも苦手なことがあるなんて！がんばって覚えなきゃ！）……ところで，所見の観察方法についてですが，白苔はどのように見えるのですか？

表2 McIsaac改訂Centor基準

項目	点数
3〜14歳	+1
45歳以上	−1
38℃以上の発熱	+1
咳がないこと	+1
扁桃の腫脹または白苔の付着	+1
前頸部（首の筋肉の前方）のリンパ節の腫脹＋圧痛	+1

解釈と推奨
−1〜1点：溶連菌感染症の可能性は低い．検査不要．抗菌薬も処方しない
2〜3点：溶連菌咽頭培養が陽性なら後日抗菌薬処方（迅速抗原陽性なら即日処方）
4〜5点：即日抗菌薬処方．培養が陰性なら後日抗菌薬中止
推奨抗菌薬
バイシリン®（ベンジルペニシリンベンザチン）1回40万単位を1日2〜4回服用
※ペニシリン系アレルギーがある場合はマクロライド系などを使用

 こんな感じですね（図1）．

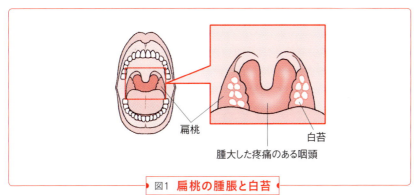

図1 扁桃の腫脹と白苔

 薬について，何か質問はありますか？

はいっ！なぜ薬はバイシリン®なんですか？アモキシシリンではだめですか？

 けっこう前ですが，某議員の名言（「世界一になる理由は何があるんでしょうか？2位じゃだめなんでしょうか？」）を思い出させる質問のしかたですね（笑）．アモキシシリンなどのアミノベンジルペニシリンでは，もし伝染性単核球症だった場合に全身に紅斑性発疹を発症する可能性があるんです．"クスリもリスク"です．**なるべく副作用の少ない薬の選択が大事**ということですね．

 えっと，つまり……上から読んでも下から読んでも"クスリもリスク"，だとおっしゃりたいんですか！？（汗）

 そうです．これは高等なシャレです．ダジャレではありませんよ．ちなみに，オーグメンチンという合剤抗菌薬もありますが，これには**アモキシシリンとクラブラン酸（βラクタマーゼ阻害薬）が含まれていますので，これも要注意**ですね．

 はいはい，先生！引き続いて質問です！溶連菌迅速抗原検査は知らなくていいんですか？知ってちゃダメなんですか？

 うーん，さすがにその言い回しは無理がありましたね（笑）．

 へへ（照）．

 でも，迅速抗原検査についてはきちんと知っておくべきですね（表3）．溶連菌迅速抗原検査は，特異度は比較的高いですが（80％程度），感度は低いんです（60％）．よって，陰性でも疾患を否定する材料にはなりません．陽性なら疾患の可能性大ですが（ただし100％ではない）．インフルエンザ迅速抗原検査も似たような感じです．

 感度と特異度……うっ，頭痛が……．からだが拒否反応を示してマス．

表3 迅速抗原検査の感度と特異度

- 溶連菌迅速抗原検査（ラテックス凝集反応検査）
  感度60％，特異度80％
- インフルエンザ迅速抗原検査
  感度70％，特異度99％

※感度が低い検査だと，検査結果が陰性でも疾患を否定できない
　特異度が高い検査だと，陽性なら疾患の可能性が大きくなる

 ハハハ．じゃ，簡単におさらいしましょう．表4を見てください．

表4 検査の操作特性

	疾患あり	疾患なし	計
陽性	a	b	a＋b
陰性	c	d	c＋d
計	a＋c	b＋d	a＋b＋c＋d

- 感度＝a／(a＋c)
- 特異度＝d／(b＋d)
- 偽陰性率＝c／(a＋c)
- 偽陽性率＝b／(b＋d)

 感度が低い検査では偽陰性率が高く，特異度が低い検査では偽陽性率が高くなります．感度と特異度の違いによる診断への影響も図2で確認してみましょう．

 あっ，確かに感度が低い検査では，陰性でも疾患がある確率が高いですね．

感度の違いによる診断への影響

感度が高い場合

感度＝90%　特異度＝90%

	疾患あり	疾患なし	計
陽性	90	10	100
陰性	10	90	100
計	100	100	200

偽陰性率＝10%

検査は陰性でも10/100
（＝10%）の確率で疾患あり

感度が低い場合

感度＝60%　特異度＝90%

	疾患あり	疾患なし	計
陽性	60	10	70
陰性	40	90	130
計	100	100	200

偽陰性率＝40%

検査は陰性でも40/130
（≒30.8%）の確率で疾患あり

感度が低いと陰性でも疾患を否定できない

特異度の違いによる診断への影響

特異度が高い場合

感度＝90%　特異度＝90%

	疾患あり	疾患なし	計
陽性	90	10	100
陰性	10	90	100
計	100	100	200

偽陽性率＝10%

検査が陽性だと90/100
（＝90%）が疾患の可能性あり

特異度が低い場合

感度＝90%　特異度＝60%

	疾患あり	疾患なし	計
陽性	90	40	130
陰性	10	60	70
計	100	100	200

偽陽性率＝40%

検査が陽性だと90/130
（≒69.2%）が疾患の可能性あり

特異度が高いと陽性であれば疾患の可能性が高い

図2　**感度と特異度の違いによる診断への影響**

検査の落とし穴（ピットフォール）でしょうね．**検査には実施するタイミングで陽性の割合が変化するものもあります**．インフルエンザ迅速抗原検査も発症早期には陽性の割合が低いことがわかっています．

そうなんですか．インフルエンザの診断も難しいですね．

インフルエンザの診断は「疫学＋臨床所見」がより重要ですね．流行時に悪寒や高熱，咽頭痛，咳，筋肉痛などがあれば間違いないでしょう．インフルエンザ迅速抗原検査はむしろミスリードします．

検査結果が陰性だと，無理してでも学校や職場へ行く人がいますが，結果的に周囲の人に感染させるおそれがありますよね．

そうです．そういう人をスーパースプレッダーといいます．

名前はカッコイイですけど，感染拡大の原因となるのはよくないですね．

医療者が確実に診断して，感染を未然に防がないといけないですね！

✦ ファイブ・キラー・ソア・スローツの推論ツリー

さてと，咽頭痛についてもこれまでと同じようにレッドフラッグについてみていきましょう．風邪との鑑別が問題となりますから，「風邪のレッド・ミミック」とよぶことにしますね．

レッド・ミミック！　赤旗的（緊急度または重症度が高い）に重要な鑑別疾患ということですね．

風邪のレッド・ミミックですが，これも暗記したほうがよいですね（表5）．この5つはとても重篤な疾患なので，**ファイブ・キラー・ソア・スローツ**（five killer sore throats）ともいいます．時に，外科的緊急介入が必要となることもあります．緊急手術の適応の早期判断が重要となりますね．

表5 咽頭痛でのレッドフラッグ（風邪のレッド・ミミック）

- ☐ 急性喉頭蓋炎
- ☐ 後咽頭膿瘍（咽後膿瘍）
- ☐ 扁桃周囲膿瘍
- ☐ レミエール症候群
- ☐ ルードウィッヒ・アンギーナ

 やっぱりこれらにも迅速簡便推論ツリーがあるんですか？

 もちろんありますよ．まずは急性喉頭蓋炎からみていきましょう．喉頭蓋はのどの奥の気管の入り口付近にあります（図3）．

 急性喉頭蓋炎ってつまり，喉頭蓋の急性炎症ということですか？

 はい，文字どおりの意味ですね（笑）．喉頭蓋が炎症を起こして腫れあがると，上気道が閉塞することがあるので重篤な疾患なんです．もともと小児に多い疾患ですが，最近では成人にもよくみられますね．では，咽頭痛患者における**急性喉頭蓋炎ツリー**をみてみましょう（ツリー11）．

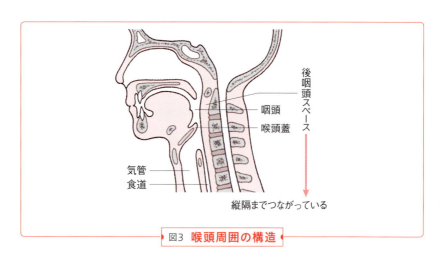

図3 喉頭周囲の構造

ツリー 11 急性喉頭蓋炎ツリー（咽頭痛患者における）

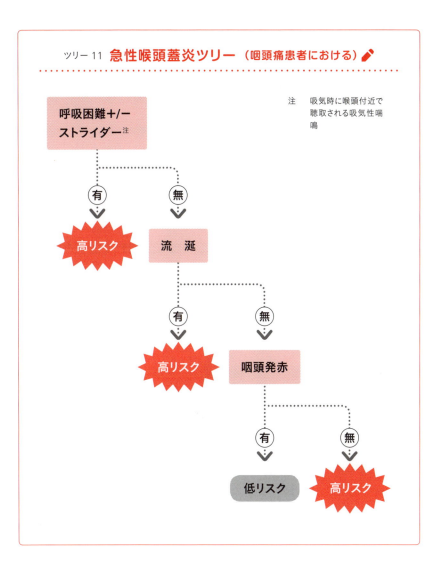

注　吸気時に喉頭付近で聴取される吸気性喘鳴

 ヨダレ（流涎）が要チェック項目とは．

 どうして流涎があると高リスクなんですか？

 喉頭蓋が腫れあがると，唾液の咽頭への流入がブロックされるからです．

😮 あ,なるほど.

😐 それから,「咽頭発赤なし」というのはつまり,「咽頭炎はない」という解釈ですよね?

👨 すばらしい! このツリーでは,「のどは痛いのに咽頭炎がない」と怖い(高リスク)ということを示しているんです.

😐 症状がないことも,推論するうえでのヒントなんですね.ないものをみるなんて,ム,ムズカシイ…….

👨 診察方法としては,首の上部をやさしく触診し,直接に喉頭蓋の圧痛を確認することもあります.また,小児では,tripod position(三脚位)といって,座位であごを挙上させている様子が特徴的ですね.狭くなった上気道を開いておくための体位です(図4).

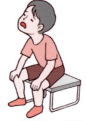

前傾姿勢になり,あごを挙上して頸部を過伸展させることで,換気を高める.

▶ 図4 **tripod position(三脚位)** ◀

😮 (tripod positionをとりながら)あっ,確かにこの体位は気道が開く感じがします! 視診で得られる情報も多いんですね.

👨 実際に試してみる春奈さんは貪欲ですばらしいですね(笑).次に,後咽頭膿瘍(咽後膿瘍)をみてみましょう.これは後咽頭スペース(図3)にできる膿瘍です.このスペースは,のどから下方へ連続して縦隔へつながっており,縦隔炎を起こすおそれがあるので重篤な疾患です.

ホントだ，のどの後ろから縦隔までつながっています．

 では，咽頭痛患者における**後咽頭膿瘍（咽後膿瘍）ツリー**をみてみましょう（ツリー12）．

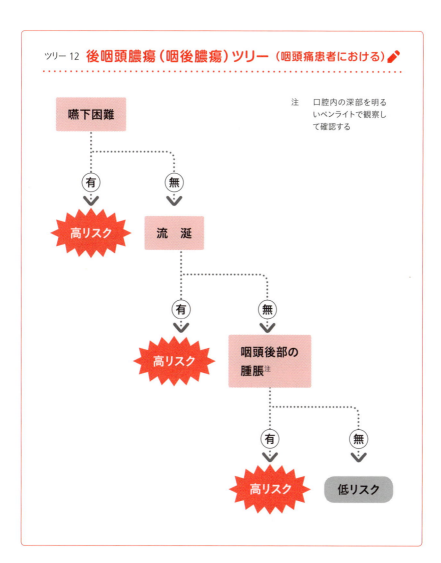

ツリー12 後咽頭膿瘍（咽後膿瘍）ツリー（咽頭痛患者における）

注　口腔内の深部を明るいペンライトで観察して確認する

👧 流涎はさきほどの喉頭蓋炎ツリーと同じですね．となると，咽頭後部の腫脹がトリアージ確定のポイントになるんですね．

👩 次のレッド・ミミックの扁桃周囲膿瘍はどうでしょうか？

👨 これは，片側の扁桃の外側に膿瘍ができることです．耳鼻科で吸引ドレナージが必要になることが多いですね(図5)．

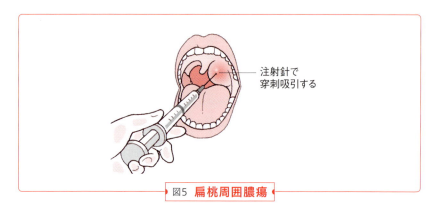

図5 **扁桃周囲膿瘍**

👧 何だか軟口蓋が腫れているように見えますね．

👨 そうですね，膿瘍そのものは直接は見えません．では，咽頭痛患者における**扁桃周囲膿瘍ツリー**をみてみましょう(ツリー13)．

👧 開口障害があるのが特徴的ですね．それから，あ！ホットポテト声って呼び名がカワイイ！

👨 呼び名だけでなく，どんな音なのかも確認しておいてくださいね(笑)．

👩 アツアツのジャガイモを口にほおばったときに発声しにくくて，声がくぐもる感じですか？

👨 そんな感じですね．それでは次に，レミエール症候群(図6)をみてみましょう．これは，口腔内や咽頭，唾液腺，中耳などの炎症で内頸静脈に化膿性の

ツリー13 扁桃周囲膿瘍ツリー（咽頭痛患者における）

注1　開口障害のために，発声ではホットポテト声（くぐもった音）となる

注2　口腔内を明るいペンライトで観察して確認する

```
嚥下困難
├─有→ 高リスク
└─無→ 開口障害 注1
       ├─有→ 高リスク
       └─無→ 片側軟口蓋の腫脹 注2
              ├─有→ 高リスク
              └─無→ 低リスク
```

血栓性静脈炎ができるものです．咽頭痛のあとに片側の頸部が腫脹します．

　先生，この疾患にはどのような合併症があるんですか？

　合併症に着目するとは鋭いですね！頸静脈から右心系に細菌入りの血液が流れ込むことで，肺に多発性の転移性膿瘍（敗血症性塞栓）ができたりしま

す．咽頭痛患者における**レミエール症候群ツリー**をみてみましょう（ツリー14）．

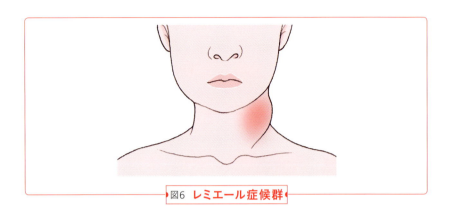

図6 レミエール症候群

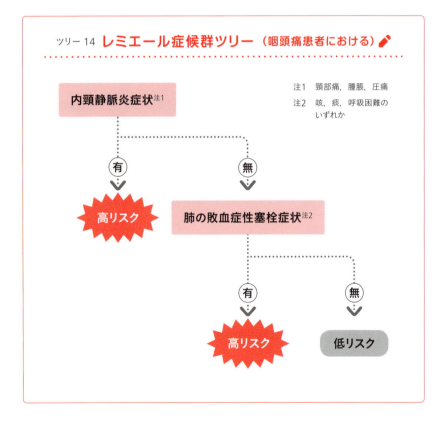

ツリー14 **レミエール症候群ツリー（咽頭痛患者における）**

注1 頸部痛，腫脹，圧痛
注2 咳，痰，呼吸困難のいずれか

咽頭痛に加えて内頸静脈にも症状がみられるんですね．

あっ，今さっきおっしゃった肺の合併症もあります！

レミエール症候群は，咽頭痛が治まった後に発症することもあるので要注意ですよ．

はい，気をつけます．では，最後のルードウィッヒ・アンギーナについて教えてください！

これは口腔底の感染症で，舌下の蜂窩織炎（蜂巣炎）です．歯科感染（歯周囲炎や歯周囲膿瘍）から炎症が波及することが多いですね．オトガイ下部が腫脹し，赤くなることもあります．舌下の炎症の痛みにより，舌の前方突出が困難となります（図7）．

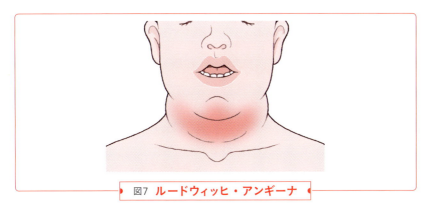

図7 ルードウィッヒ・アンギーナ

うっ，この図を見てるだけで痛くなりそうです……．

この疾患の合併症にはどんなものがありますか？

上気道の圧迫や敗血症の合併が怖いですね．では咽頭痛患者における**ルードウィッヒ・アンギーナツリー**です（ツリー15）．

> **PART II** 症状別「迅速簡便推論ツリー」が導く臨床推論

ツリー 15 ルードウィッヒ・アンギーナ ツリー（咽頭痛患者における）

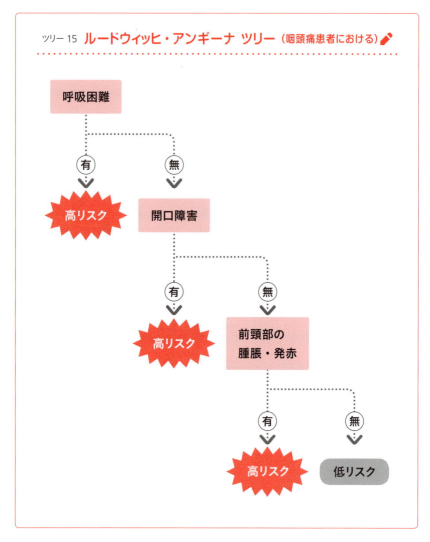

 風邪のレッド・ミミックをばっちり押さえることができました！

 のどが痛いというと，風邪かなと安易に考えてしまいそうですけど，こんなに怖い疾患が隠れているとは．

そうです．効果的なトリアージ診断のためには，ていねいな問診と診察が重要ですね．

先生，ちょうど咽頭痛を訴える患者さんがいらしたようです！

症例　咽頭痛を訴える17歳女性

- 17歳，女性，高校生　● 主訴：咽頭痛
- 5日前より咽頭痛，頭痛，悪寒，発熱あり，初診外来受診
- 既往歴：生来健康，特記すべきことなし
- 生活歴：飲酒・喫煙なし
- BP 120/60 mmHg, HR 80回/分, RR 16回/分, BT 38.9℃
- 咽頭の発赤があるが，扁桃の腫脹も白苔の付着もなし
- 両側の後頸部リンパ節腫脹あり

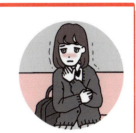

若い女性の咽頭痛患者さんですね．咽頭痛で高頻度の病気は何でしたか？

はい！風邪ですね．

では，風邪の3大症状は？

「鼻水」「咽頭痛」「咳」です．

風邪の診断はどうすればよいですか？

これらの3大症状のうち少なくとも2つあることが必要です．

そうですね．この患者さんにも聞いてみましょう．

> **患者の追加情報**
> - 鼻水なし
> - 咳なし

🧑 問診してきましたが,風邪の症状とは一致しないようです.

👨 そうすると,咽頭痛を起こす疾患でも,単なる風邪(ウイルス性上気道炎)ではなさそうだね.迅速なトリアージ対応が必要な患者さんでしょうか?

👩 悪寒があるのが気になるので,悪寒戦慄がなかったかどうかを確認したいと思います.悪寒戦慄があれば敗血症の可能性を考えます.

👨 すばらしい! 悪寒は,表6のように少なくとも3つの程度のどれに該当するかを考えるべきです.

表6 悪寒の程度 ✏️

- ☐ 軽度悪寒:肌寒い程度
- ☐ 中等度悪寒:重ね着をする必要がある悪寒
- ☐ 重度悪寒(悪寒戦慄):布団を重ねてかぶってもまだ寒い.歯もガチガチ,手足もブルブル

🧑 確認してきました! この患者さんは中等度悪寒で,悪寒戦慄まではなかったようです.

👩 今のところ,敗血症は考えにくいです.

👨 OK.バイタルサインはどうですか?

🧑 体温はかなり上がっています.ただ,そのほかは正常だと思います.

このバイタルサインでは敗血症は考えにくいです．

OK．では次に，レッドフラッグの可能性がないかどうかですね．咽頭痛のレッドフラッグを思い出してください．

咽頭痛患者で見逃してはならない疾患では，一般的な風邪との鑑別が問題となるので，「風邪のレッド・ミミック」の5疾患ですよね．

赤旗的（緊急度または重症度が高い）に重要な鑑別疾患です．

そうそう，ファイブ・キラー・ソア・スローツのことですね．このような病気では時に緊急手術の適応判断も重要となりますから，「迅速」「簡便」「安全」に臨床推論を進めましょう！

迅速簡便推論ツリーの出番ですね！

まずは**急性喉頭蓋炎ツリー**（p.91 ツリー11）からでした．

そうですね．この患者さんではどうですか？

呼吸困難，ストライダー，流涎はいずれもなく，咽頭は赤かったので低リスクです．

いいですね．次は？

後咽頭膿瘍（咽後膿瘍）ツリー（p.93 ツリー12）です．

嚥下困難や咽頭後部の腫脹もありません．後咽頭膿瘍も否定的です．

OK．次は？

扁桃周囲膿瘍ツリー（p.95 ツリー13）ですね．

ホットポテト声はなく，片側軟口蓋の腫脹もありませんでした．

PART II 症状別「迅速簡便推論ツリー」が導く臨床推論

👨 うむ．次は？

👩‍🦰 **レミエール症候群ツリー**（p.96 ツリー14）です．

👧 内頸静脈炎と肺の敗血症性塞栓の症状はいずれもなしです．

👨 グレート！ では最後のレッド・ミミックのツリーは？

👩‍🦰 **ルードウィッヒ・アンギーナツリー**（p.98 ツリー15）ですね．前頸部の腫脹・発赤もなかったので，これも低リスクです．

👧 これでレッド・ミミックはすべて低リスクでした．

👨 迅速な除外でした．さて，そうなると一般的な疾患かどうかというところですね．何か「使える」診断ツールはあるかな？

👩‍🦰 えーっと，McIsaac改訂Centor基準（p.85 表2）で，溶連菌性咽頭炎かどうかを評価するのですか？

👨 おお，すばらしい！ そうです．各項目をそれぞれ＋1点あるいは－1点としてカウントするんでしたね．この患者さんではどうでしょう？

👩‍🦰 38℃以上の発熱があって，咳がないので，合計2点です．

👧 ちなみに溶連菌迅速抗原検査では抗原陰性でした．

👨 溶連菌咽頭培養が陽性なら後日に抗菌薬処方（迅速抗原陽性なら即日処方）が推奨[1]ということですが，ここで重要な鑑別は？

👩‍🦰 伝染性単核球症です！

👨 すばらしい！ これはEBウイルスなどのウイルス感染による発熱，咽頭痛，頸部リンパ節腫脹をきたす病気だね．診察上，特徴的な所見は？

脾腫でしょうか？

　そのとおり！　診察してみましょう．（触診しながら）ここで重要なのは，伝染性単核球症の脾臓は破裂しやすいといわれているので，やさしく診ることです．

　先生，いかがでしょうか？

　脾腫がありますね．さて，EBウイルスによる伝染性単核球症の感染経路は？

　経口感染です．

　すばらしい．だからこの病気は「キス」をしたかどうかが重要な情報となります．kissing diseaseともよばれているくらいですから．ファーストキスのこともあり得ますね．以上のことを踏まえて，後の診察も進めていきましょう．

患者の追加情報

- 2週間前に初めてできた彼氏と初めてのデートでキスをしたとのこと
- 血液検査で末梢血リンパ球50％と増加，このうち異型リンパ球も認めた[注1]
- アセトアミノフェンのみ処方され帰宅となる
- 激しい運動は控えるようにアドバイスを受けた[注2]

注1　伝染性単核球症に特徴的なリンパ球で，形状が異型であるが悪性ではない
注2　対戦相手と接触する可能性のあるコンタクトスポーツなどで脾臓破裂のリスクがあるため

診察から1週間後

　このあいだのEBウイルス感染の患者さん，その後はいかがですか？

　はい，さきほどフォロー外来にいらして，血清学的にEBウイルスによる伝染性単核球症だと確認されました．症状は自然軽快したとのことです！

　すばらしい．今回もツリーで迅速・簡便に対処することができましたね．

はい，レッド・ミミックの可能性をすぐに除外することができました．

 そのうえで，別の診断ツールを活用することもできましたね．私に代わってよく暗記してくれていました（笑）．

 へへへ（照）．先生，ではお約束のあれを！

 はいはい，ではどうぞ！

Dr. 徳田のクリニカルパール

咽頭痛からのアセスメント
診断 ＞ EBウイルスによる伝染性単核球症

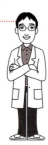

- ✓ 風邪の診断では3大症状である鼻水，咽頭痛，咳のうち最低2つあることが必要
- ✓ 咽頭痛患者では風邪のレッド・ミミックに注意せよ
- ✓ 溶連菌性咽頭炎の診断ではMcIsaac改訂Centor基準を用いよ
- ✓ EBウイルス感染による伝染性単核球症を疑ったら接吻歴を聞け

参考文献

1) Kuehn BM : IDSA : Avoid antibiotics for most throatinfections, JAMA, 308(13): 1307, 2012.
2) McIsaac WJ et al : Empirical Validation of Guidelines for the Management of Pharyngitis in Children and Adults, JAMA, 291(13): 1587-1595, 2004.
3) Netter FH : CIBA collection of medical illustration, Ciba Pharmaceutical Products, 1985.
4) Bickley LS et al : Bates' Guide to Physical Examination and History-Taking, 10th ed, Lippincott Williams and Wilkins, 2008.

PART II 04 頭痛

✦ ファイブ・キラー・ヘディックの推論ツリー

 （頭を抱えながら）ああ，頭痛いいぃ……（涙）．

 え，頭痛！？ 安美主任，大丈夫ですか？ 徳田先生呼んできます！

 （やばっ！）だ，大丈夫！ たぶん昨日の夜，徳田先生のご著書を夢中で読みふけって何時間も同じ姿勢でいたから，首が凝り固まっちゃったせいかな？（お父さんに付き合って深酒したなんて，言えないわよう……）

 さすが主任！ その本，今度私にも貸してくださいっ！ サインもらいましょうよ〜．

 （ひゃー！）う，うん．読み終わったらね……（汗）．

 おや，安美主任，おつらそうですね．凝りをほぐしてくださいな．というわけで，今日は頭痛を学びましょうね．（安美主任，二日酔いかな（笑）？）

 頭痛ですね，お願いします！

 （よし，気合いよ，切り替えるのよっ！）

 まず，頭痛のレッドフラッグ5疾患をみていきましょう．p.3でも頭痛の患者さんを診ましたね．頭痛はよくみられる症状ですが，重篤なものとしてどんな疾患があったでしょうか？

 そういえば，あのときの患者さんはクモ膜下出血でした！

👤 よく覚えていましたね．ほかにもあるので，ここで5つまとめておきましょう（表1）．

表1 頭痛のレッドフラッグ5疾患 ✏️

- ☐ クモ膜下出血
- ☐ 脳内出血
- ☐ 脳静脈血栓
- ☐ 髄膜炎・脳炎
- ☐ 脳腫瘍

※これらに小脳梗塞を入れてシックス・キラーとすることもある

👤 この5つはとても重篤な疾患なので，**ファイブ・キラー・ヘディック**（five killer headache）とよびます．あのときの患者さんも脳外科にお願いしたように，緊急介入が必要となることもあります．

👤 あのとき，あたふたしていた自分が思い出されます……（汗）．

👤 今回の話を聞けば，もっと上手に対応できると思いますよ．ではまず，クモ膜下出血をみてみましょうか．クモ膜下出血は，クモ膜下腔にある動脈瘤などの破裂により出血をするものです．典型的な症状は突発する頭痛です（表2）．

表2 クモ膜下出血における突発する頭痛 ✏️

- ☐ 突然の発症
- ☐ 頭の割れるようなひどい痛み
- ☐ 複視
- ☐ 羞明

👤 突発！突然発症ですね．定義は，発症から1〜2分以内に症状の程度がピークに達することですよね．

👤 さすが安美主任，記憶力がいいですね．

👤 ところで，クモ膜下出血の発症に男女差や好発年齢ってあるんですか？

鋭い質問ですね！これは中高年の女性に多い疾患です．

なるほど．

推論するときは，年齢や性別などの基本情報も活かせますね！

では，頭痛患者における**クモ膜下出血ツリー**をみてみましょう（ツリー16）．

ツリー16 **クモ膜下出血ツリー（頭痛患者における）**

注　ケルニッヒ徴候またはブルジンスキー徴候

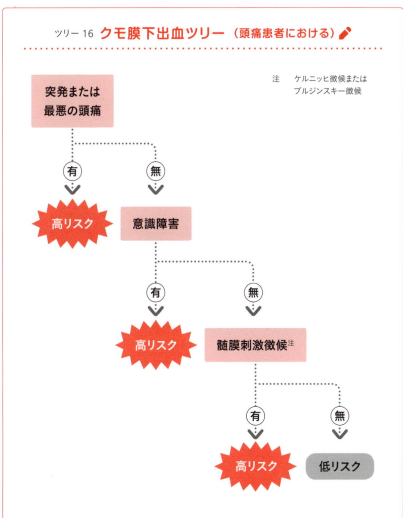

ツリーのなかに,ケルニッヒ徴候とブルジンスキー徴候とありますけど,どうやって調べるんですか?

 図1のように行ってみましょう.

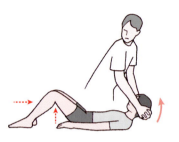

図1 ケルニッヒ徴候とブルジンスキー徴候

ケルニッヒ徴候：股関節を屈曲させて膝関節を135°まで伸展させるときに抵抗を感じる.

ブルジンスキー徴候：頸を屈曲させると股関節と膝関節が屈曲する.

 先生,気になる点があります.クモ膜下出血の患者さんには,あまり刺激を与えてはいけないと聞いたことがありますが,こういった徴候をみるのって刺激にはならないのでしょうか?

 安美主任の言うとおり,刺激となり得るので,やさしくゆっくり行うことが重要ですね.

 わかりました!もし機会があれば,うまくできるようにがんばります.

 次に脳内出血です.これも怖い疾患ですね.

 高血圧の人に多い疾患ですよね?

 そのとおりです.さっそく**脳内出血ツリー**をみてみましょう(ツリー17).

ツリー17 脳内出血ツリー（頭痛患者における）

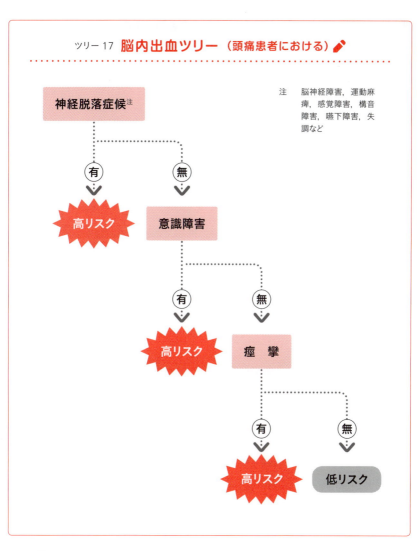

注　脳神経障害，運動麻痺，感覚障害，構音障害，嚥下障害，失調など

😐 そういえば，脳内出血は瞳孔所見も重要だと認識していました．確か，瞳孔所見から出血部位を判別できるんですよね？

🧑‍⚕️ そのとおり！ 脳ヘルニアが起こると，病変側が散瞳することがあります．

👧 瞳孔の大小不同があると脳ヘルニアの可能性があるってことですね．

次に，脳静脈血栓です．これは，脳の表面を走る静脈洞にできる血栓です．脳が腫れ（脳浮腫），出血も起こすことがあります．

 えっ！？ 血栓が原因で出血することがあるんですか？

 そうなんです．**脳静脈血栓ツリー**をみてみましょう (ツリー18)．

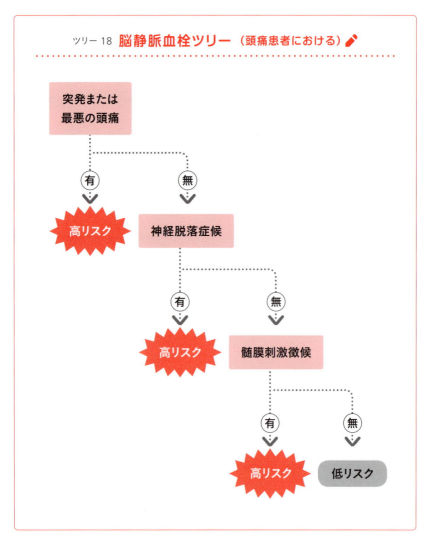

ツリー18 **脳静脈血栓ツリー**（頭痛患者における）

クモ膜下出血と脳内出血を合わせたようなツリーですね．髄膜刺激徴候が現れるのは脳が腫れるからでしょうか？

そういうことです．

脳が腫れると，ほかにどのような症状が現れますか？ 私たち看護師が最も気をつけなければならない所見を教えてください！

脳が腫れると呼吸や循環が抑制されるので，血圧と呼吸の状態に気をつけてくださいね．では次に**髄膜炎・脳炎ツリー**にいきましょう（ツリー19）．

先生，髄膜炎と脳炎の違いは何でしょうか？

髄膜炎症状のほかに，「神経脱落症状」「行動異常」「痙攣」などがあれば臨床的に「脳炎」とすることが多いですね．脳のMRIで脳実質に異常所見があれば脳炎とすることが多いですが，MRIで所見がみられない脳炎もありますからね．

MRIの所見だけだとバイアスに陥る危険性があるということですね……．

もし髄膜炎を疑う所見があれば，緊急病態として対応してよいということでしょうか？ 30分以内にルート確保や血液培養の採取，抗菌薬の投与をするという話を聞いたのですが……．

安美主任，しっかり勉強していますね！ 1時間以内に抗菌薬の投与が望まれます．もちろん，投与前に血液培養を2セット採取してくださいね．

> PARTⅡ 症状別「迅速簡便推論ツリー」が導く臨床推論

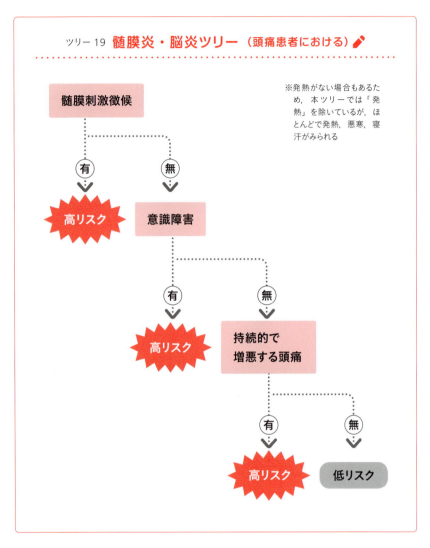

ツリー19 髄膜炎・脳炎ツリー（頭痛患者における）

※発熱がない場合もあるため，本ツリーでは「発熱」を除いているが，ほとんどで発熱，悪寒，寝汗がみられる

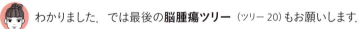

わかりました．では最後の**脳腫瘍ツリー**（ツリー20）もお願いします．

これで5つすべてそろいましたね．

ツリー20 脳腫瘍ツリー（頭痛患者における）

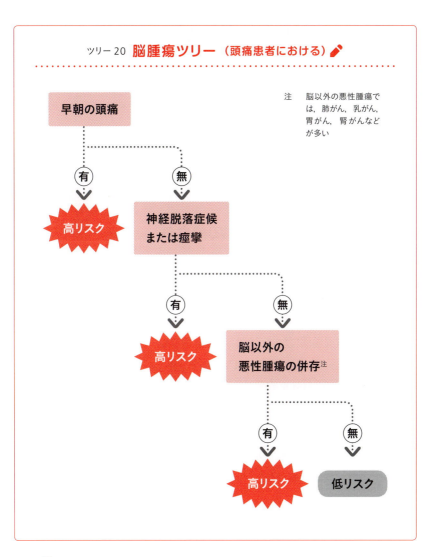

注 脳以外の悪性腫瘍では，肺がん，乳がん，胃がん，腎がんなどが多い

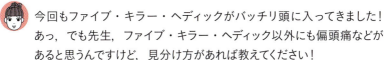

今回もファイブ・キラー・ヘディックがバッチリ頭に入ってきました！あっ，でも先生，ファイブ・キラー・ヘディック以外にも偏頭痛などがあると思うんですけど，見分け方があれば教えてください！

偏頭痛は間欠的に起こる慢性頭痛です．数時間程度で軽快しますよ．

つまり，持続的な頭痛の場合には重篤な原因を考えるべきなんですね．

これで頭痛の患者さんにも自信をもって対応できそうです！

あれ，そういえば安美主任，頭痛がするって言っていたのに，すっかりよさそうですね！慢性頭痛ですかね．お大事にしてくださーい！

あ，ありがと……（なんでまだ覚えてるのよー（汗））．あっ，先生，頭痛の患者さんが見えたみたいです！

症例　頭痛を訴える70歳女性

- 70歳，主婦　● 主訴：頭痛
- 昨夜，自宅でテレビを観ていたところ，急に頭全体に鈍い痛みあり（7/10）
- 発症の瞬間場面については明らかな記憶なし
- 翌朝になっても持続し増悪しているので，歩行にて一般内科外来受診
- 嘔吐はないが悪心あり．悪寒戦慄はないが悪寒あり
- BP 130/80 mmHg，HR 65回/分，RR 17回/分，BT 38.5℃
- 既往歴：特記すべきことなし．外傷なし
- 生活歴：飲酒・喫煙なし

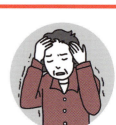

頭痛を訴えているんですね．迅速なトリアージ対応が必要でしょうか？

突然発症，人生最悪の痛み，持続増悪のいずれかがあれば，迅速なトリアージ対応が必要と思います．

この患者さんは「発症の瞬間場面については明らかな記憶なし」とのことで，突然発症ではなさそうです．また，痛みの程度は7/10で人生最悪

の痛みではなさそうです．ただ，「翌朝になっても持続し増悪」しており，持続増悪の症状なので要注意です．

 OK，急いで対応しましょう．ところで受診時の体温は38.5℃ですが，敗血症の可能性はどうですか？

 悪寒はありますが悪寒戦慄はないですし，バイタルサインでは頻脈と頻呼吸がありません．

 quick SOFA（クイックソーファ；Sequential [Sepsis-related] Organ Failure Assessment）の項目（表3）では1項目も該当しないので，この段階では敗血症とまではいえないと思います．

表3 quick SOFAスコアによる早期の敗血症診断3項目 ✏

- ☐ 呼吸数22回/分以上
- ☐ 意識レベルの低下
- ☐ 収縮期血圧100mmHg未満

※各1点とし，2点以上で陽性とする．

 すばらしい．追加の問診とフィジカルアセスメントはどうですか？

 はい，次のような情報をとってきました！

患者の追加情報

- 顔面（前頭洞，上顎洞）に圧痛なし
- 口腔内に異常所見なし
- 項部硬直なし
- 胸部，腹部，四肢，皮膚に異常所見なし
- 神経所見で，麻痺や感覚低下などの局所の脱落所見なし

🧑 頭痛診療ではまず，ファイブ・キラー・ヘディックを見逃すな！が鉄則でした．

👧 頭痛のレッドフラッグ5疾患で，緊急度や重症度が高い重要な鑑別疾患です．

🧑 いずれも脳外科的な緊急介入が必要となることもある疾患でしたね．クモ膜下出血の典型的な症状は突発する頭痛です．さっそく「迅速」「簡便」「安全」の3つの条件をそろえた迅速簡便推論ツリーで分析してみましょう．

👩 まずは**クモ膜下出血ツリー**（p.107 ツリー16）ですね．

🧑 この患者さんは項部硬直なしということですが，ケルニッヒ徴候とブルジンスキー徴候は確認しましたか？

👧 はい，結果は両方とも陰性でした．

🧑 ツリーに基づくと低リスクということになりますね．

👩 次は**脳内出血ツリー**（p.109 ツリー17）ですね．

🧑 うむ，脳内出血についても低リスクですね．**脳静脈血栓ツリー**（p.110 ツリー18）はどうでしょう？

👩 クモ膜下出血と脳出血を合わせたようなツリーでしたよね．

🧑 これによると，脳静脈血栓も低リスクですね．**脳腫瘍ツリー**（p.113 ツリー20）はいかがでしょう？

👩 脳腫瘍も低リスクでしょうか．

🧑 そういうことになりますね．最後に**髄膜炎・脳炎ツリー**（p.112 ツリー19）を見てみましょう．

👩 ええと，持続的で増悪する頭痛があるので高リスクです！髄膜炎症状の

ほかに「神経脱落症状」「行動異常」「痙攣」などがあれば臨床的に「脳炎」とするということでしたから，これらがなければ髄膜炎疑いになるのでしたよね？

そうですね．ただ，頭痛＋発熱では，項部硬直なしでも髄膜炎を否定できないんですよ．そんなときはぜひジョルトテスト（jolt accentuation test）をやったほうがいいですよ．

ジョルトテストですか？初めて聞きました．ぜひ方法を教えてください．

患者さんに「イヤイヤ」とするように，能動的に首を左右に2〜3Hzの速さで振ってもらい，頭痛が増悪するかどうかを診るんです（図2）．わずかな髄膜刺激を検出しようとする検査ですね．

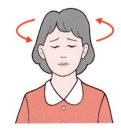

頭部を2〜3Hz（2〜3回／秒）の速度で，能動的に左右に水平回旋させ，頭痛が増悪した場合に陽性とする．

図2 **ジョルトテスト**

先生，さっそく実施してみたところ陽性でした！

なるほど．"ジョルトテスト陽性＝髄膜炎"ではないけれど，ここで緊急で行うべき検査には何がありますか？

頭部CT検査の後，髄液検査でしょうか？

そうですね．髄膜炎疑いにおいて頭部CT検査は，意識清明で神経脱落症候がない場合には絶対に必要というわけではないけれど，すぐにできるのな

ら行ってもよいでしょう．

 はい，わかりました！

> **頭部CT検査と髄液検査の結果**
>
> - 頭部CT検査で異常なし
> - 髄液検査で，初圧・細胞数（リンパ球優位）・タンパクの増加あり，糖の減少なし
> - 髄液スメアでのグラム染色・抗酸菌染色・墨汁染色はすべて陰性
> - 細菌性髄膜炎の可能性は否定できず，以下の薬剤投与が開始された
>   ・デキサメタゾン（ステロイド薬：細菌性髄膜炎の合併症予防で使用）
>   ・バンコマイシン（耐性肺炎球菌のカバー目的）
>   ・セフトリアキソン（肺炎球菌などのカバー目的）
>   ・アンピシリン（リステリア菌のカバー目的：高齢者や糖尿病患者で使用）

 さて，この結果から何が考えられますか？

 ええっと……，染色試験がすべて陰性だから無菌性髄膜炎の疑い，でしょうか．

 すばらしい！ただし，診断は培養が陰性かどうかで最終的に決まるので，入院後に細菌検査室で確認しましょう．

 わかりました．手配しておきます！

（後日）

 先生，先日の無菌性髄膜炎疑いの患者さんですが，髄液培養検査でリステリア菌が検出されたそうです．病歴をよく聞くと，ご自宅の隣に牧場があって，ふだんから生乳をよく飲むとのことでした．細菌性髄膜炎でも

特殊な菌によるものだったんですね！

 リステリア菌は生乳に含まれることがありますね．細胞性免疫が低下している人は要注意です．

 今回はいつものツリーの活用に加え，ジョルトテストも学ぶことができました！それと細菌に関しても少し視野が広がりました．

 こうした知識や経験の積み重ねが今後の臨床推論に生きてくるんですよ．

 はい，もっともっとたくさんの知識を吸収したいです！

 春奈さん，すばらしい意欲ですね．では今回も，クリニカルパールです．

Dr. 徳田のクリニカルパール

頭痛からのアセスメント
診断 リステリア菌による細菌性髄膜炎

- ✔ 頭痛では痛みの3大アラーム（突然発症・人生最悪・持続増悪）に注意せよ
- ✔ 髄膜刺激徴候では項部硬直だけでなくケルニッヒ徴候とブルジンスキー徴候もみよ
- ✔ 髄膜炎疑いではジョルトテストもみよ
- ✔ スメア陰性でも細菌性は否定できない（リステリア菌髄膜炎に注意）

参考文献

1) Netter FH：CIBA collection of medical illustration, CibaPharmaceutical Products, 1985.

PART II 05 腰背部痛

✦ ファイブ・キラー・バック・ペインズの推論ツリー

- （腰をさすりながら）いたたた……．

- 安美主任，今度は腰痛ですか？

- 実は患者さんの移送時に腰を痛めてしまって……．軽いぎっくり腰みたい（今度はウソじゃないからネ！）．

- おや？ 安美主任，看護師さんは重労働ですからね．お大事にしてくださいね．

- ハイ．ボディメカニクスを上手に使わないといけないなあと反省です……．

- それと日々の筋トレですね！

- 筋トレですかぁ……．（そういえば先生，最近は診察室でスクワットしていないのかしら．）

- え〜，アタシ注射器より重いもの持ったことないです！

- ふふ，50kgの注射器，興味ありますね（笑）．

- うっ……そんなの，絶対注射失敗しますって！

- ははは（笑）．では，今回は腰背部痛について勉強することにしますか．腰背部痛で頻度が高い疾患には何があると思いますか？

👧 先生，このフリはつまり，そういうことですよね!? ズバリ，ぎっくり腰でしょうか？

👨‍⚕️ 確かに多いですね．ただ，ぎっくり腰は様々な疾患をまとめたようなもので，あくまで一般的なよび方なんです．ズバリ，特異的（具体的）に疾患名をあげてみると，最も頻度が高いのは「非特異的腰痛」です．

👩 特異的に述べた疾患名が「非特異的」って……．

👨‍⚕️ それが冗談抜きで「非特異的腰痛」とよぶんです．

👧 非特異的腰痛って……それってつまり，**腰背部痛の多くは原因がよくわからない**ってことですか？

👨‍⚕️ そういうことですね．非特異的腰痛の原因は腰背部の筋肉痛と考えられており，1か月以内（長くても2か月以内）で自然に軽快するものです．検査をしても異常がみつかりません．

👧 えっ，検査なしでどうやって診断するんですか？

👨‍⚕️ そう思いますよね．ですから，**腰背部痛では除外診断が有効**なんです．まずは腰背部痛のキラーファイブを除外することが必要ですよ．

👩 出ましたね！腰背部痛だから，**ファイブ・キラー・バック・ペインズ**（five killer back pains）でしょうか？

👨‍⚕️ おお，すばらしいですね．ではファイブ・キラー・バック・ペインズ（表1）をみてみましょう．

PART II 症状別「迅速簡便推論ツリー」が導く臨床推論

表1 腰背部痛のキラーファイブ

- ☐ 急性大動脈解離
- ☐ 脊椎硬膜外血腫
- ☐ 脊椎炎・脊椎硬膜外膿瘍
- ☐ 転移性脊椎腫瘍・腫瘍性脊髄圧迫症候群
- ☐ 腸腰筋血腫・腸腰筋膿瘍

う〜ん，今回は何だか難しい疾患名が並んでいますね……．でも1つ目の急性大動脈解離は，胸痛のレッドフラッグ5疾患(p.21 表1参照)に入っていましたよね！

さすが，よく覚えていましたね！大動脈の壁が裂けていく疾患で，重症度と緊急度が高く，死亡率も高いのでしたね．大動脈の走行を思い出すとわかるように，胸痛だけでなく背部痛も出現します．さて，**急性大動脈解離ツリー**は覚えていますか？

確かこんなツリーだったような……（ツリー2）．

ツリーもしっかり覚えていますね，すばらしい！

ありがとうございます（エヘン！しっかり復習していますから）．

次に，脊椎や脊髄の疾患を考えてみましょう．

脊椎って，脊柱を構成する骨ですよね？そして，脊柱の中に通っているのが脊髄ですよね？

そうです．脊椎や脊髄の疾患を考えるときのコツは，構造を踏まえて考えることです．春奈さん，ちょっと解剖図を書いてもらえますか？

えー！下手でも笑わないでくださいね！（図1）

ツリー2 **急性大動脈解離ツリー**

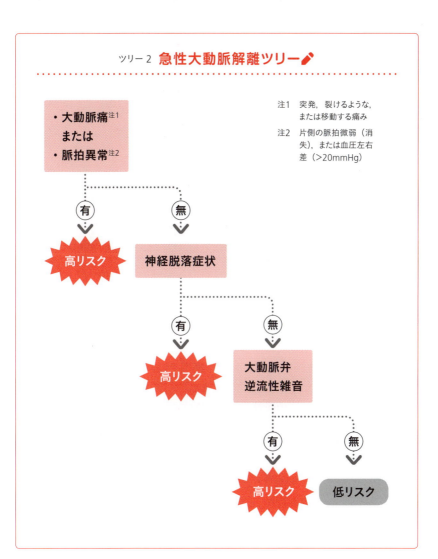

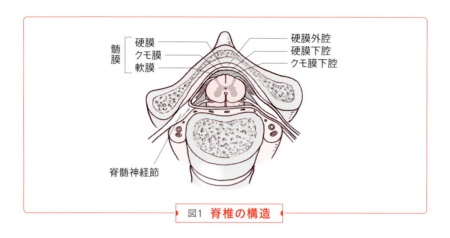

図1 脊椎の構造

👨 すばらしい！めちゃくちゃお上手ではないですか！

👩 わ，ありがとうございます！

👨 それじゃ，脊椎硬膜外血腫はどんな疾患でしょうか？

👩 うーん……．この硬膜外腔に血腫ができる疾患ですか？

👨 そうです．よくわかりましたね！

👩 （"文字どおり"に言っただけですけど……（汗））でも，どうして「硬膜外」に血腫ができるんでしょうか？

👨 脊椎では硬膜外の静脈系血管が出血しやすいからなんです．では，ここで質問です．これはどのような人に起こる疾患でしょうか？

👩 やはり，外傷を負った人でしょうか？

👨 そうです．ただ，注意しないといけないのは，外傷がなくても，出血傾向がある人に起こることがあるんです．

🧑‍🦰 それは，血小板が少ない人や，凝固因子が不足している人などですか？

👨 そうですね．そのほかにも，ワルファリンなどの抗凝固薬を飲んでいる人でもリスクとなりますね．それでは**脊椎硬膜外血腫ツリー**（ツリー21）を確認してみましょう．

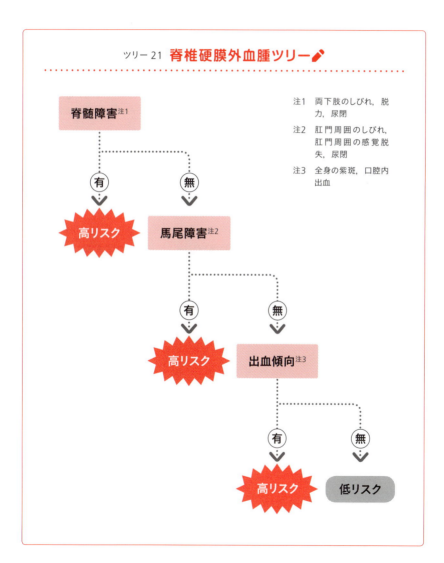

次は脊椎炎・脊椎硬膜外膿瘍についてみていきましょう．これはどんな疾患でしょうか？

その名のとおり，脊椎炎は脊椎の炎症で，脊椎硬膜外膿瘍は硬膜外に膿瘍ができるものですか？

そのとおり！原因は細菌（ブドウ球菌や結核菌など）によるものが多いです．

ところで先生，どうして2つの疾患を一緒に並べているんですか？

鋭い質問ですね．この2つは感染部位が近く，同時に発生することが多いので，一方が発症すればもう一方も考えるべきだからです．

なるほど！

ちなみに，原因となる菌はどこからやって来るんですか？

血行性（心内膜炎などから）や直達性（尿路感染症，褥瘡などから）などがあります．**脊椎炎・脊椎硬膜外膿瘍ツリー**（ツリー22）はこんな感じです．

ツリー22 脊椎炎・脊椎硬膜外膿瘍ツリー

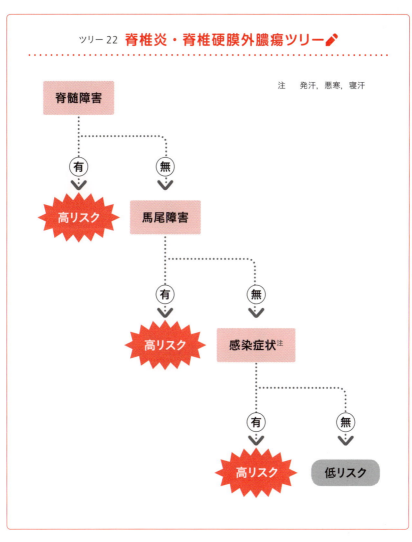

注　発汗, 悪寒, 寝汗

 さて，ここまで硬膜外の出血と感染（膿瘍）をみてきました．次は腫瘍についてみていきましょう．転移性脊椎腫瘍・腫瘍性脊髄圧迫症候群です．

 脊椎へ転移しやすい腫瘍にはどんなものがあるのでしょうか？

表2にまとめておきますね．

表2 脊椎（骨）へ転移しやすい腫瘍

- ☐ 前立腺
- ☐ 子宮
- ☐ 乳腺
- ☐ 甲状腺
- ☐ 肺
- ☐ 腎
- ☐ 消化管（胃，大腸）

ありがとうございます．脊椎転移って様々な部位から起こるんですね．

脊椎転移で怖いのは，脊髄や馬尾を圧迫して神経症状をきたすことです．治療が遅れると後遺症を残すこともあります．

恐ろしいです……．早期発見が重要ってことですね．

そのとおり！**転移性脊椎腫瘍・腫瘍性脊髄圧迫症候群ツリー**（ツリー23）をご紹介しましょう．

ツリー 23 転移性脊椎腫瘍・腫瘍性脊髄圧迫症候群ツリー

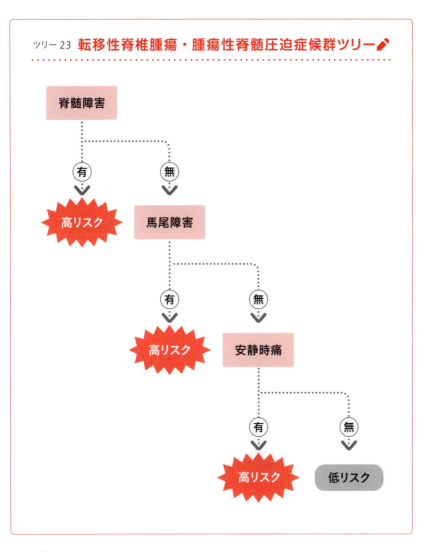

　次は腸腰筋血腫・腸腰筋膿瘍ですね．これは腸腰筋(図2)の疾患ですか？

　そうです．腸腰筋の疾患で特に怖いのは出血と感染ですね．

　この筋肉は脊柱の近くにあるので，見分けがつきにくくてまぎらわしいですよね．

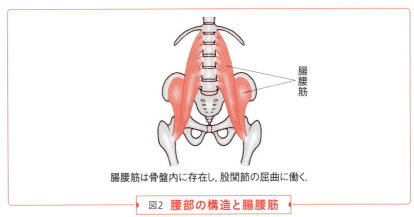

腸腰筋は骨盤内に存在し,股関節の屈曲に働く.

◆ 図2 **腰部の構造と腸腰筋** ◆

🧑 背中の奥にあるので,症状が出現しにくいのが落とし穴ですね.

👩 それは困りますね.早期診断のために,何か有用な手段はありますか?

🧑 フィジカルアセスメントの一つにPsoas徴候(ソアス)というのがあります.図3のように股関節を過剰伸展させて,痛みがあれば陽性とし,腸腰筋の疾患を疑います.

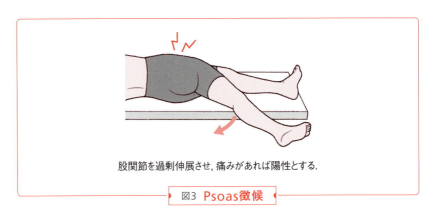

股関節を過剰伸展させ,痛みがあれば陽性とする.

◆ 図3 **Psoas徴候** ◆

👩 今度,腰痛の患者さんに実施してみたいと思います!

🧑 それでは**腸腰筋血腫・腸腰筋膿瘍ツリー**(ツリー24)です.ファイブ・キラー・バック・ペインズもこれですべてです.

ツリー24 腸腰筋血腫・腸腰筋膿瘍ツリー

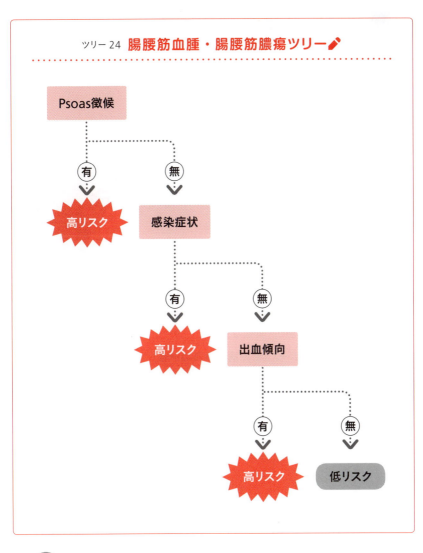

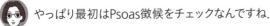
やっぱり最初はPsoas徴候をチェックなんですね．

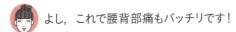
よし，これで腰背部痛もバッチリです！

頼もしいですね！でも油断は禁物ですよ．

うう,気をつけます……．

先生,腰背部痛の患者さんがいらっしゃっています！

症例　腰背部痛を訴える80歳男性

- 80歳,男性,元社長
- 主訴：腰背部痛
- 10日前頃より徐々に腰背部痛あり
- 痛みが徐々に増悪し受診（8/10）
- 7日前より安静時痛および夜間痛あり
- 2日前より悪寒および発熱あり
- 排尿困難,便秘,下肢の脱力・しびれなどなし
- BP 130/80 mmHg,HR 68回/分,RR 19回/分,BT 37.5℃
- 併存症：糖尿病あり,外傷なし
- 内服薬：ボグリボース（糖尿病治療薬の一種）
- 生活歴：飲酒・喫煙なし

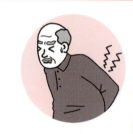

さて,この患者さんは迅速なトリアージ対応が必要でしょうか？

突然発症ではなさそうですし,痛みの程度は8/10なので,人生最悪ではなさそうです．ただ,「徐々に増悪し受診」ですから要注意だと思います．

すばらしい！ 急いで対応しましょう．

先生,受診時の体温は37.5℃なので,敗血症の可能性も検証したいと思います！

すばらしい！ どうですか,春奈さん？

バイタルサインでは低血圧と頻呼吸がありません.

quick SOFA（クイックソーファ；Sequential [Sepsis-related] Organ Failure Assessment）の項目（表3）ではどれも該当しないので，この段階では敗血症とはいえません.

表3 quick SOFAスコアによる早期の敗血症診断3項目

- ☐ 呼吸数22回/分以上
- ☐ 意識レベルの低下
- ☐ 収縮期血圧100mmHg未満

※各1点とし，2点以上で陽性とする。

いいですね．追加の問診とフィジカルアセスメントはどうですか？

はい，次の情報をとってきました！

患者の追加情報

- 両上肢脈拍正常で血圧に左右差なし
- 頭頸部に異常所見なし
- 項部硬直なし
- 心尖部に収縮期心雑音あり
- 腹部，四肢，皮膚に異常所見なし
- 腰椎（L1付近）に叩打痛あり
- 神経所見で，麻痺や感覚低下などの局所の脱落所見なし

腰背部痛診療ではまず，ファイブ・キラー・バック・ペインズを見逃してはいけませんでしたね．どんな疾患がありましたか？

PART II 症状別「迅速簡便推論ツリー」が導く臨床推論

腰背部痛のキラーファイブです！まずは急性大動脈解離がありました．

すばらしい．さっそく**急性大動脈解離ツリー**（p.123 ツリー2）で分析しましょう．この患者さんで当てはまる所見はありますか？

いいえ．この患者さんの痛みは「突発，裂けるような，または移動する痛み」ではなく，「脈拍異常」もなく，「神経脱落症状」もありません．

「大動脈弁逆流性雑音」はどうでしょう？ 心尖部に収縮期雑音があるようですが．

「大動脈弁逆流性雑音」は拡張期雑音なので違うと思います．

すばらしいフィジカルアセスメントです．では次の脊椎硬膜外血腫はどういう病気か覚えていますか？

脊椎の硬膜外に血腫ができる病気です．

どうして「硬膜外」なのでしたか？

脊椎では硬膜外の静脈系血管が出血しやすく，外傷や出血傾向がある人で起こるからです．ワルファリンやアスピリンなどの内服もリスクになります．

いいですね．それでは**脊椎硬膜外血腫ツリー**（p.125 ツリー21）をみてみましょう．この患者さんではどうでしょう？

脊髄障害，馬尾障害，出血傾向のいずれも認めませんので低リスクだと思います．

そうですね．次は脊椎炎・脊椎硬膜外膿瘍ですが，どんな病気でしたか？

脊椎炎は脊椎の炎症で，脊椎硬膜外膿瘍は硬膜外に膿瘍ができるものです．原因は細菌（ブドウ球菌など）によるものが多いです．

菌はどこからやって来ますか？

 血行性（心内膜炎などから）や直達性（尿路感染症，褥瘡などから）などがありました．

 それでは**脊椎炎・脊椎硬膜外膿瘍ツリー**（p.127 ツリー22）をみてみましょう．この患者さんのリスクの程度は？

 2日前より悪寒および発熱がありました．高リスクだと思います．

 そうですね，脊椎炎の疑いはありそうです．では検査結果が出る前に，残りの2つのキラーディジーズをチェックしちゃいましょう！

 次は腫瘍ですね．転移性脊椎腫瘍・腫瘍性脊髄圧迫症候群です．

 ところで，脊椎へ転移する腫瘍で多いのはどんなものでしたか？

 前立腺や子宮，乳腺，甲状腺，肺，腎，消化管でした！

 すばらしいですね！それでは**転移性脊椎腫瘍・腫瘍性脊髄圧迫症候群ツリー**（p.129 ツリー23）をみましょう．この患者さんでのリスクの程度は？

 安静時痛があるので高リスクです．

 そうですね．これも検査で詳しく調べるということにして最後のキラーディジーズをみてみましょう．

 腸腰筋血腫と腸腰筋膿瘍，つまり出血と感染です．

 早期診断に何か有用なフィジカルアセスメントはありましたか？

 はい！Psoas徴候です！股関節を過剰伸展させて痛みがあれば陽性とし，腸腰筋の疾患の疑いとなります．

すばらしい．この患者さんはどうでしたか？

Psoas徴候は両側で陽性でした．ですから，**腸腰筋血腫・腸腰筋膿瘍ツリー**（p.131 ツリー24）も合わせて考えると，腸腰筋血腫・腸腰筋膿瘍も高リスクとなります．

いいですね．これで5つのキラーディジーズのうち，3つが高リスクとなりました．次は検査結果との照合ですね．どういう検査が必要でしょう？

血液検査，血液培養を最低3セット，そして画像検査です！

お，血液培養はどうして3セット必要ですか？

「心内膜炎」疑いだからです．

すばらしい．脊椎炎の原因菌の多くが心内膜から血行性にやって来ます．その原因菌を特定するのは重要ですので，血液培養も通常より1セット多く3セットとするとよいですね．血液培養の結果は後日判明するので，すでに緊急で判明している検査の結果をみてみましょう．

検査結果

- 血液検査：白血球 20,000/mm^3，赤血球沈降速度70mm（1時間値）
- 胸腰椎のMRI：腰椎（L1，L2）とその間の椎間板に炎症所見あり
- 腹部CT（造影）：腸腰筋に膿瘍を疑う所見あり

この結果から診断はどうなるでしょう？

脊椎炎＋腸腰筋膿瘍だと思います．

そうですね．さらなる追加の検査として何が必要でしょう？

心内膜炎だったら，心臓の弁に疣贅様の細菌のかたまりが付着している

と思うので,心エコーでその所見があるか確認するとよいと思います!

すばらしい! 結果をみてみましょう.

> **追加の検査結果**
> - 心エコー:僧房弁前尖に疣贅様所見あり,軽度の僧房弁逆流症あり
> - 血液培養よりブドウ球菌(メチシリン感受性)が検出された

さて,以上から,最終診断はどうなるでしょうか?

心内膜炎+脊椎炎+腸腰筋膿瘍,でしょうか?

すばらしい! 心内膜炎から血行性に脊椎そして腸腰筋に波及したケースだね.

(後日)

春奈さん,例の心内膜炎から腰背部痛をきたしていた患者さん,その後はいかがですか?

抗菌薬投与に加えて,膿瘍には外科的ドレナージが施行されました.抗菌薬を1か月以上使って,症状は徐々に軽快し,退院されたところです.

そうですか,それはよかった.そうだ,あの症例に関連することを,お二人に伝えておきましょう.

どんなことですか?

腰背部痛にはレッドフラッグサインというチェックリスト(表4)が普及しているので,それも利用すると確実なんです.

表4 腰背部痛のレッドフラッグサイン

- ☐ 安静時痛
- ☐ 夜間痛
- ☐ 発熱
- ☐ がん患者
- ☐ 6週間以上続く
- ☐ 体重減少
- ☐ 神経症状（脊髄障害，馬尾障害など）

あの患者さんの場合，安静時痛，夜間痛，発熱の3つも当てはまっていましたね．

そうなりますね．このレッドフラッグサインでもスクリーニングができた症例でした．

では先生，そろそろクリニカルパールをお願いします！

Dr. 徳田のクリニカルパール

腰背部痛からのアセスメント
診断 心内膜炎＋脊椎炎＋腸腰筋膿瘍

- ✓ 腰背部痛では痛みの3大アラーム（突然発症・人生最悪・持続増悪）に注意せよ
- ✓ 腰背部痛ではファイブ・キラー・バック・ペインズを除外せよ
- ✓ 腰背部痛ではレッドフラッグサインでチェックせよ

参考文献
1) 日本整形外科学会・日本腰痛学会監修：腰痛診療ガイドライン，南江堂，2012．

PART II 06 眩暈

✦ 眩暈のキラーディジーズ

 さていきなりですが！今日は眩暈(めまい)についてみてみましょう．眩暈という訴えのなかには数多くの疾患が潜んでいます．診察・トリアージの際は特徴的な症状から分類し，そこからキラーディジーズを探っていくことが重要です．

 へ？ 先生，ちょっとお待ちを．いきなりすぎて眩暈が……．

 こらこら春奈さん，しっかり！ 先生，失礼しました．ええと，眩暈といっても，どのような分類があるのでしょうか？

 ハハハ，春奈さんはおもしろいですね（笑）．そうですね，眩暈は「回転感・浮遊感」「歩行障害」「前失神」「分類不能型」の4つに分類されることが多いです（表1）．

表1 眩暈の4分類 ✏️

- ☐ 回転感・浮遊感
- ☐ 歩行障害
- ☐ 前失神
- ☐ 分類不能型

 う〜ん，これだけだとあまりイメージがわきません……．

 それでは一つずつみていくことにしましょう！

▶「回転感・浮遊感」の眩暈

😐 先生,「回転感・浮遊感」って,患者さんはどのように訴えるものなんですか?

🧑‍⚕️ **回転感とは,自分自身または周りの空間が回転しているように感じる感覚**です.**浮遊感とは,自分自身の身体が周りの空間に浮いている,または落下していくように感じる感覚**です.

😮 なるほど,なんとなくイメージできました.

😐 具体的には,どういうキラー疾患がありますか?

🧑‍⚕️ 「回転感・浮遊感」の眩暈の多くは良性眩暈です.特に,良性発作性頭位変換性眩暈症が多いですね.

😐 じゃあ,この眩暈についてはあまり考慮する必要がないってことですか?

🧑‍⚕️ いえ,なかには恐ろしい疾患もあります.特に,小脳出血・梗塞や脳幹部梗塞・出血が怖いですね.これらの疾患は症状が似ているため,小脳・脳幹部血管障害としてまとめてもよいでしょう.

😐 なるほど,これらの疾患がキラーディジーズですね.診断のための**小脳・脳幹部血管障害ツリー**はありますか?

🧑‍⚕️ もちろん!こんな感じです (ツリー25).

ツリー 25　小脳・脳幹部血管障害ツリー

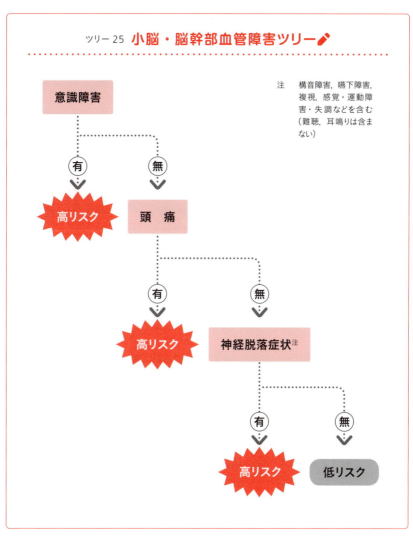

注　構音障害，嚥下障害，複視，感覚・運動障害・失調などを含む（難聴，耳鳴りは含まない）

意識障害，頭痛，神経脱落症状を伴う場合は危険な眩暈ということですね．

そのとおりです．また，難聴と耳鳴りは含まないことがポイントですね．これらは，突発性難聴やメニエール病などの「末梢性眩暈」を示唆する症状ですから．

▶「歩行障害」の眩暈

 次は,「歩行障害」の眩暈をお願いします.これにはどのような疾患がありますか?

「歩行障害」の眩暈はすべてキラーディジーズです.

 えぇっ!? すべて,ですか?

 そうなんです.まあ,トリアージの段階ではそう考えておいたほうがよいということです.ですから,**眩暈を訴える患者さんで「歩いたときのみ症状がある」場合には「歩行障害」の眩暈を考えます.**

 歩いたときのみ,ですか?

 そう,注意すべきは,安静時にもみられる眩暈によって歩行が困難である場合は含まない,ということです.

 なるほど,ここは要チェックですね!

 この眩暈にはどのような疾患がありますか?

 神経解剖を考えるとわかりやすいですよ.脳からの命令で筋肉が動くプロセスを考えてみて,その神経経路で順に追ってみましょう(表2).

 表2をみると,神経からの歩行命令系統のどこかがおかしくなっているような疾患が含まれる,ということですね.

 そうです.これらの疾患を鑑別するには詳細な診察と検査が必要となってきますので,ここでは,「歩行障害」による眩暈は高リスクである,とするとよいでしょう.

 先生,もし私たち看護師がトリアージのときなどにできる観察方法があれば教えてください!

表2 **歩行障害をきたす病変の部位と病態**

- □ 大脳：血管障害，腫瘍，炎症，水頭症など
- □ 脳幹：血管障害，炎症，腫瘍など
- □ 小脳：血管障害，炎症，腫瘍など
- □ 脊髄：血管障害，炎症，腫瘍など
- □ 末梢神経：炎症，代謝異常など
- □ 神経筋接合部：重症筋無力症など
- □ 筋肉：筋炎，横紋筋融解症，電解質異常（低カリウム血症）など
- □ 内分泌：甲状腺機能低下症・機能亢進症など
- □ 薬物：鎮静薬，抗精神病薬，アルコールなど

歩行障害は問診で見抜くことが可能です．臥位や座位では症状がないけれど，歩行して初めて症状が出るもので，そして歩行すると転倒しそうになる，という症状が観察ポイントです．

わかりました！

▶「前失神」の眩暈

前失神はどういう状態を指すんですか？

脳血流が低下して，意識が遠のいていくような感じがする状態です．意識が消失すると「失神」になりますね．

その名のとおり，失神の手前の状態ってワケですね！

ちなみに，失神のことを英語でsyncopeといいますが，原因疾患の記憶法として，**SYNCOPE**というものがあります．

あっ！それってもしや，以前教わった**ネモニクス**ですか？

そうです，ちらっと言っただけだったのに，よく覚えていましたね！2文字目のYがVになっていますが，形が似ているのでここではVでOKとしているんです．表3に示しますね．

表3 失神（失神前状態）の種類

- ☐ **S**：Situational（状況性）＝排尿後，排便後，咳誘発などで起こるもの
- ☐ **V**：Vasovagal（迷走神経性）＝痛みや恐怖などで起こるもの
- ☐ **N**：Neurogenic（神経性）＝自律神経障害などで起こるもの
- ☐ **C**：Cardiovascular（心血管性）＝不整脈や循環障害で起こるもの
- ☐ **O**：Orthostatic（起立性）＝脱水，出血，薬剤などによる起立性低血圧で起こるもの
- ☐ **P**：Psychogenic（精神性）＝過換気症候群，パニック障害などで起こるもの
- ☐ **E**：Everything else（その他すべて）

先生，「Everything else（その他すべて）」というのは何ですか？まさか，結局すべての疾患が含まれるなんていうオチでは……？

確かに，すべてというと語弊がありますね（笑）．これは，脳にいく酸素量や栄養分（糖）が減る状態の「すべて」という意味です．たとえば貧血や低酸素，低血糖、薬剤性などですね．

なるほど．それで，この「SVNCOPE」のうち，キラーディジーズを含むものはどれでしょうか？

CのCardiovascular（心血管性）と，OのOrthostatic（起立性）の疾患がキラーディジーズですね．心血管性には，次のような疾患があります（表4）．

表4 心血管性失神（前失神）の原因疾患 ✏️

不整脈
- ☐ 徐脈性不整脈
- ☐ 頻脈性不整脈

循環閉塞
- ☐ 大動脈弁狭窄症
- ☐ 大動脈弁下狭窄症（肥大型心筋症の一部）
- ☐ 左房粘液腫
- ☐ 肺塞栓症
- ☐ 大動脈解離

虚血性心疾患

そうすると，眩暈で前失神の状態であれば，心血管性であるかどうかを調べればよいわけですね！

そうです．血圧，心拍数，心拍リズム，血圧の左右差のチェックに加えて，心臓の聴診が重要ですね．そして，前失神の患者では，12誘導心電図検査も必須となります．

あとは起立性ですね．起立性低血圧で眩暈ってわりとよくあるので，キラーディジーズとは意外でした．どんなキラーディジーズがありますか？

こんな原因がありますよ（表5）．

表5 起立性失神（前失神）の原因 ✏️

脱　水
- ☐ 下痢
- ☐ 嘔吐
- ☐ 糖尿病性ケトアシドーシス

出　血
- ☐ 消化管出血（胃・十二指腸潰瘍出血，大腸憩室出血，消化管がん出血）
- ☐ 腹腔内出血（大動脈瘤破裂，子宮外妊娠破裂，肝がん破裂など）
- ☐ 多発外傷（臓器破裂，骨盤骨折など）

薬　剤
- ☐ 血管拡張薬
- ☐ 利尿薬
- ☐ 抗精神病薬（血管拡張作用あり）

これも，眩暈で前失神の状態であれば，起立性低血圧によるものかどうかを調べればよいわけですね．

そうです．起立性の血圧変化と心拍数変化をみることが重要ですね．脱水の有無は，皮膚や粘膜の乾燥程度をみましょう．もしも消化管出血の疑いがあれば，直腸診で便をチェックします．もちろん，内服薬リストも全部チェックすべきですね．

それでは**前失神ツリー**を教えてください！

こんな感じです（ツリー26）．

ツリー26 前失神ツリー

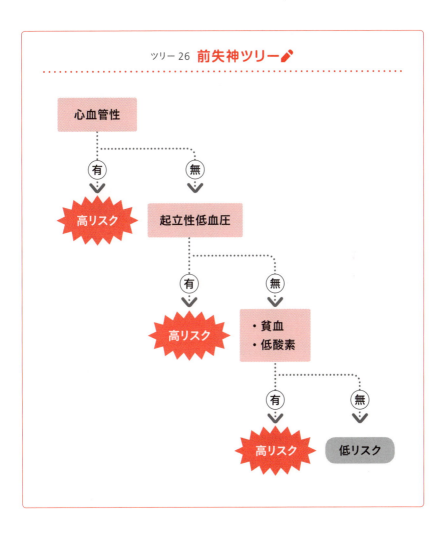

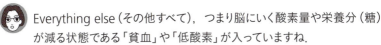

> Everything else（その他すべて），つまり脳にいく酸素量や栄養分（糖）が減る状態である「貧血」や「低酸素」が入っていますね．

> そうですね．ちなみに失神（前失神）と意識障害の違いを区別することは重要です．**失神は，脳血流低下による一過性の意識消失発作です．意識障害は持続時間が長く，まわりの状況を認識できない状態のことを指します．**

▶「分類不能型」の眩暈

 4つめの「分類不能型」の眩暈にはどんなキラーディジーズがありますか？

 「分類不能型」は，うつ病や不安神経症などの身体表現性障害がほとんどです．重症度と緊急度は高くないので，主に外来でのケアに回すとよいですね．

 わかりました，ありがとうございます！

 先生！眩暈を訴える患者さんがいらっしゃいました！お願いします！

症例　眩暈を訴える90歳男性

- 90歳，男性，元公務員
- 主訴：眩暈
- 10日前頃より「ボーッとする」ような，眩暈感あり
- 徐々に増悪し，家族とともに受診．患者は車椅子
- 脱力，しびれ，ろれつ難などなし
- BP 120/80 mmHg, HR 89回/分, RR 19回/分, BT 36.2℃
- 意識清明
- 併存症：高血圧・前立腺肥大症あり．アレルギー・外傷なし
- 生活歴：飲酒・喫煙なし

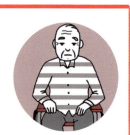

 90歳とご高齢ですね．さて，迅速なトリアージ対応が必要な患者さんですか？

突然発症，人生最悪，持続増悪のいずれかがあれば迅速なトリアージ対応が必要ですが，この患者さんは突然発症ではなさそうです．ただ，人生最悪かどうかも含め，眩暈の程度は不明です．

でも，「徐々に増悪し受診」なので要注意だと思います．

すばらしい．急いで対応しましょう．「眩暈」という訴えのなかに数多くの種類の疾患が含まれていると説明しましたが，思い出してみてください．

はい．眩暈の分類は「回転感・浮遊感」「歩行障害」「前失神」「分類不能型」の4つで，このうち，分類不能型は身体表現性障害がほとんどなので，重症度と緊急度は高くないということでした．

すばらしい！では前三者について検証しましょう．まず「回転感・浮遊感」には，どういうキラーディジーズがありましたか？

「回転感・浮遊感」の多くは良性眩暈で，良性発作性頭位変換性眩暈症などが多かったと思います．

キラーディジーズとしては，小脳出血・小脳梗塞や脳幹部梗塞・脳幹部出血があります．これらの疾患は症状が似ていて，小脳・脳幹部血管障害としてまとめていたと思います．

では，**小脳・脳幹部血管障害ツリー**(p.141 ツリー25)でみていきましょう．意識障害，頭痛，神経脱落症状を伴う場合には危険な眩暈ということになりますね．さらには，突発性難聴やメニエール病などの「末梢性眩暈」を示唆する症状としての，難聴，耳鳴りは含まないことがポイントでした．さて，この患者さんは意識清明ということですが，追加の問診とフィジカルアセスメントはどうですか？

はい！次の情報をとってきました！

> **患者の追加情報**
> - 頭痛なし
> - 構音障害,嚥下障害,複視,感覚・運動障害・失調などの神経脱落症状なし
> - 歩行障害なし

🧑‍⚕️ これらの追加情報から,この患者さんをどう考えますか?

👩 えっと,小脳・脳幹部血管障害については低リスクだと思います.

👩 本人の眩暈の表現から,回転感や浮遊感の眩暈ではなさそうです.

🧑‍⚕️ OK.それでは次に,「歩行障害」の眩暈かどうかを考えてみましょう.

👩 眩暈を訴える患者さんが「歩いたときのみ症状がある」という場合にはこれを考えるということでしたね.

🧑‍⚕️ どのような病気が考えられますか?

👩 脳からの命令で筋が動く神経経路の順で神経解剖を考えるとよい,ということでした.

🧑‍⚕️ そうですね.神経からの歩行命令系統のどこかの病気が含まれるのでした.

👩 「歩行障害」による眩暈は高リスクであるとする,ということでした.

🧑‍⚕️ この患者さんは歩行障害はないということですが,追加情報は何かありますか?

👩 はい!

> **患者の追加情報**
> - 椅子から立ち上がったときや，長時間立っていると，「ボーッ」として気分が悪くなる

🧑‍⚕️ 貴重な情報です．この情報から考えるべき病態は？

👩‍🎓 前失神でしょうか．

🧑‍⚕️ 前失神とはどういう状態でしたか？

👩‍🎓 脳血流が低下して，意識が遠のいていくような感じがする状態，つまり失神する手前の状態です．失神の原因疾患はSVNCOPEです！

🧑‍⚕️ いいですね．E（Everything else）のその他「すべて」とは？

👩‍🎓 脳にいく酸素量や栄養分（糖）が減る状態の「すべて」という意味です．

🧑‍⚕️ たとえば？

👩‍🎓 貧血や低酸素，低血糖などです．

🧑‍⚕️ すばらしい！このうち，前失神のキラーディジーズは？

👩‍🎓 C（Cardiovascular；心血管性）とO（Orthostatic；起立性）でした．

🧑‍⚕️ よし．**前失神ツリー**（p.147 ツリー26）をみてみましょう．心血管性から検証ですね．

👩‍🎓 眩暈で前失神の状態であれば，まず心血管性かどうかを調べるのでしたよね．心血管性失神の原因疾患には，不整脈や循環閉塞，虚血性心疾患がありました．

👨 そのとおり！では，フィジカルアセスメントとして重要な項目は？

👩 はい．血圧，心拍数，心拍リズム，血圧の左右差のチェックに加えて，心臓の聴診が重要でした．

👩 そして前失神の患者では12誘導心電図検査も必須となります．患者さんの追加情報です！

患者の追加情報

- BP 120/80 mmHg，HR 89回/分
- 心拍リズム：整
- 血圧の左右差：なし
- 心臓の聴診：明らかな心雑音なし
- 12誘導心電図検査：軽度の左室肥大の所見以外に異常なし
- 外来でのモニター心電図で不整脈などの異常はなし

👩 これらの情報から，心血管性の前失神ではなさそうです．次のキラーディジーズは起立性ですね．

👨 すばらしい．どういう原因がありますか？

👩 はい．脱水，出血，薬剤などによる起立性低血圧で起こります．

👨 起立性低血圧によるものかどうかを判断するためには，何を調べますか？

👩 はい．起立性の血圧変化と心拍数変化をみることが重要でした．

👩 脱水の有無は，皮膚や粘膜の乾燥程度をみます．消化管出血疑いでは，直腸診で便をチェックします．内服薬リストも全部チェックすべき，ということでした．

先生,さらに追加の情報です!

患者の追加情報

- 皮膚や粘膜の乾燥はなし
- 直腸診で便潜血は陰性
- 内服薬:カンデサルタン8mg・ヒドロクロロチアジド6.25mgを1日1回(合剤降圧薬の一種),タムスロシン0.2mgを1日1回(前立腺肥大症薬.この薬剤は2週間前に追加された)

 これをみると,脱水や消化管出血はなさそうですね.でも気になる情報があります.

 えっと,内服薬でしょうか?

 そう!合剤降圧薬に加えてタムスロシン(商品名:ハルナール®)が追加されていますね.この薬剤の作用機序は?

 交感神経のα受容体の遮断です.

 そうすると,どういう副作用が考えられますか?

 血圧が下がることがあると思います.

 そうだね.実際,この薬剤による前失神の報告が最近増えているんです.特に降圧薬との併用のときに要注意ですね.

 この患者さんも合剤降圧薬と併用しているので,その可能性がありますね.しかも2週間前から追加され,症状は10日前頃から始まっています.

 そうですね.では,起立性の血圧変化と心拍数変化をみてみましょう.

診察の追加情報

- 起立性の血圧変化と心拍数変化
  - 臥位：BP 120/80 mmHg，HR 89回/分
  - 立位2分後：BP 100/60 mmHg，HR 110回/分

👨 結果はどうですか？

👩 血圧は立位2分後には拡張期・収縮期ともに20低下，心拍数は21回増加しました！

👨 となると，陽性と判定できますね．立位3分以内に収縮期血圧が20低下するか，心拍が20回以上増加すれば陽性と判定します．そうするとアセスメントはどうなりますか？

👩 はいっ！薬剤性の起立性低血圧による前失神に伴う眩暈です．

👨 すばらしい！そうですね！

〜〜〜（後日）〜〜〜

👨 安美さん，この前の眩暈の患者さんはその後いかがですか？

👩 短期入院で薬剤内容が調整され（タムスロシンを中止し，降圧薬も減量），症状は消失したそうで，先日退院となりました．

👨 ああ，それはよかった．この症例は疾患によるものではなく薬剤性だったけれど，ここでいま一度，"クスリもリスク"ということを思い出してくださいね．

👩 そうですね！では先生，その辺も含めて，クリニカルパールをお願いします！

Dr. 徳田のクリニカルパール

眩暈からのアセスメント

診断 薬剤性（タムスロシン）の起立性低血圧による前失神

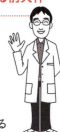

- ✓ 眩暈では4つの分類に注意しながら情報収集せよ
- ✓ 回転感では小脳・脳幹部の病気に注意せよ
- ✓ 歩行障害では神経回路の病気を考えよ
- ✓ 前失神では心血管系と起立性低血圧に注意せよ
- ✓ 内服薬による薬剤性の起立性低血圧が増加している（クスリもリスク）

参考文献

1) Samuels MA編，平山恵造，他監訳：神経内科治療マニュアル；診断の要点と治療の実際，第3版，メディカル・サイエンス・インターナショナル，1988．
2) 徳田安春編：提言―日本のポリファーマシー〈ジェネラリスト教育コンソーシアム vol.2〉，カイ書林，2012．

PART II 07 倦怠感

✦ 倦怠感のキラーファイブ

 お二人とも，今日もよろしくお願いしますね．ところで，昨日テレビを見ていたんですけどね，若い人がしきりに「だりぃ，だりぃ」と言っていたんです．倦怠感があってからだがつらいのかな，なんて心配したんですが，笑いながら楽しそうに言っているんですよ，まったくどういうことだかサッパリでしたよ．というわけで，今日は倦怠感についてみていきましょう．

 （え，先生，イキナリどうしたの？ お疲れなのかしら？？）

 あ，はい，お願いします！ 眩暈もそうですけど，倦怠感って多くの患者さんが訴える症状で，トリアージが難しそうなイメージです……．

 そうですね，倦怠感の訴えのなかには数多くの疾患が潜んでいます．それに**倦怠感は非特異的な症状ですので，トリアージの際は，特異的な診断の手がかりを探すことが重要なポイント**ですね．

 つまり，特異的な手がかりを探し出して，キラーディジーズを見逃さないようにするってことですね！

 倦怠感のキラーディジーズにはどんなものがありますか？

 倦怠感のキラーファイブはこれらです（表1）．頻度は比較的低いのですが，どれも危険です．

 頻度が低いからといって観察をおろそかにして，危険な徴候を見逃してしまっては大変ですね．

表1 **倦怠感のキラーファイブ**

- ☐ 徐脈性不整脈
- ☐ 糖尿病性高血糖症候群（糖尿病性ケトアシドーシス，高血糖高浸透圧症候群）
- ☐ 敗血症
- ☐ 急性出血（消化管出血・溶血）
- ☐ 副腎不全

そのとおりです．まずは徐脈性不整脈から説明しましょう．

▶ 徐脈性不整脈

徐脈性不整脈は，確か「心拍数60/分未満の徐脈で失神やめまい，倦怠感などの症状を認めている場合」でしたよね．

具体的にはどのようなキラーディジーズがあるんですか？

徐脈性不整脈を起こす疾患には，洞不全症候群，房室ブロックなどがあります．急性心筋梗塞が原因となることもあります．心筋症や特発性（つまり原因不明）の場合もありますが，薬剤性や電解質異常のこともありますね．

高カリウム血症などが原因となるんですよね！

すばらしい！よく勉強していますね．薬剤性では次のようなもの（表2）が原因となることがあります．薬剤性の徐脈は，特に高齢者や多剤併用患者に起こりやすいので，そのような患者さんには注意すべきです．

いろいろな薬剤が原因になるんですね．やっぱり診断のための**徐脈性不整脈ツリー**があるんですか？

表2 徐脈性不整脈をきたす薬剤

- ☐ β遮断薬
- ☐ 非ジヒドロピリジン系カルシウム拮抗薬
- ☐ ジギタリス
- ☐ アミオダロン
- ☐ 抗コリン薬(ドネペジル,有機リン,神経ガスなど)
- ☐ シガテラ毒(シガトキシンなど)

 そうなんです！こんな感じです(ツリー27).

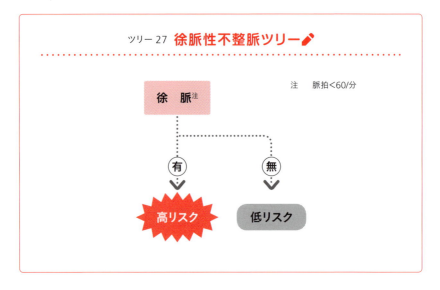

ツリー27 徐脈性不整脈ツリー

注 脈拍<60/分

 超シンプルで,わかりやすいです！

 そうですね.バイタルサインの評価が重要ということです.

▶ 糖尿病性高血糖症候群

 次に糖尿病性高血糖症候群について教えてください．これには糖尿病性ケトアシドーシスと高血糖高浸透圧症候群の2種類があるんですね．

 そうです．血糖値が400mg/dL以上になることが多く，時に1000mg/dL以上となることもあります．簡単にいうと，代謝性アシドーシスがあるのが前者で，ないのが後者です．

 検査してみないと両者の区別はできないということですか……．すぐに見分けるポイントはないんでしょうか？

 代謝性アシドーシスが強いときは，呼吸が深くて速くなりますので，そのような呼吸があれば糖尿病性ケトアシドーシスの可能性が高くなりますね．

 あ，クスマウル大呼吸ってやつですね！聞いたことあります！

 ほかにどのようなポイントをみればいいんですか？

 両方とも脱水が顕著にみられるという共通点があるので，やはり病歴とバイタルサインを評価することが重要です．糖尿病患者で強い口渇感があれば高リスクですが，まだ糖尿病と診断されていない新規発症糖尿病患者でも多いので注意しないといけません．

 やっぱり難しいですね……．ツリーで確認したいです！

 それでは**糖尿病性高血糖症候群ツリー**（ツリー28）をみてみましょう．

 これをみると，やはりバイタルサインが重要ということがわかりますね．

 そうですね．ところで，血糖は迅速血糖測定キットで測れるので，診察前の待合室で判断しておくことができますね．

PART II 症状別「迅速簡便推論ツリー」が導く臨床推論

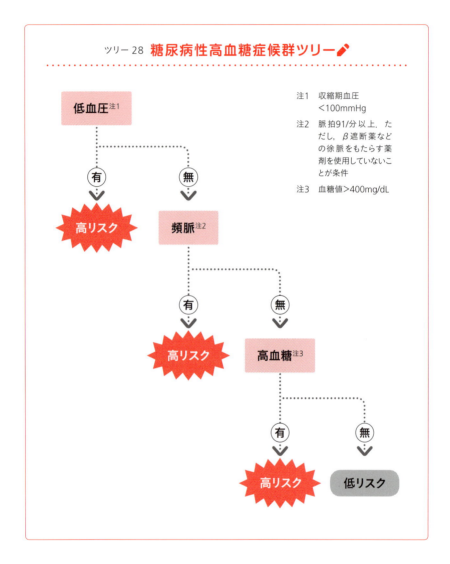

▶ **敗血症**

 次の敗血症も同じく,バイタルサインが重要です.感染症に全身性炎症反応症候群が起きたものなので,やはりバイタルサインに異常が現れます.さっそく**敗血症ツリー**(ツリー29)をみてみましょう.

ツリー29 敗血症ツリー ✏️

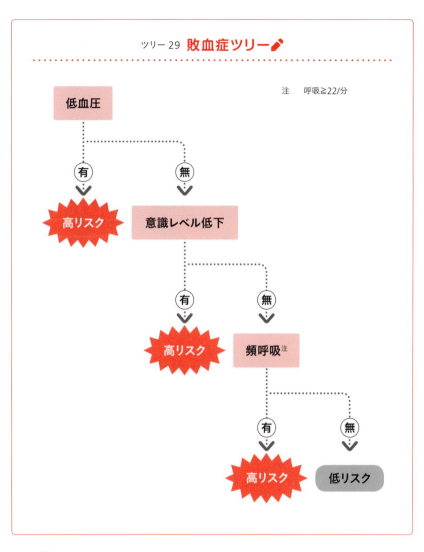

注 呼吸≧22/分

 感染症なのに体温が入っていませんね．なぜですか？

 むしろそれがポイントです．熱がなくても感染症は否定できないのですよ．

 そうなんですか！ 感染＝発熱と盲目的に信じていました．どうしてですか？

体温が上がる前や解熱薬で体温が低下しているとき，あるいは体温がスパイク状に変動している状態で，たまたま正常体温のときに受診した場合などは，体温から感染症を見抜くことはできないんですよ．

▶ 急性出血（消化管出血・溶血）

急性出血には消化管出血と溶血があるんですね．

急性出血の原因は消化管出血であることが多いのですが，腹腔内や胸腔内，骨盤内で出血していることもあるので，明らかな出血を認めなくても出血の可能性を考えるんです．特に次の疾患には注意しましょう（表3）．

表3 急性出血の主要な原因

消化管出血
- ☐ 潰瘍
- ☐ 憩室
- ☐ 血管奇形
- ☐ 血管瘻

大動脈瘤破裂
- ☐ 胸部
- ☐ 腹部

腫瘍破裂
- ☐ 肝がん

異所性妊娠の破裂

外傷
- ☐ 大動脈，肝臓，脾臓，腎臓，肺などの損傷
- ☐ 骨盤骨折

"血液が見えない"出血もあるということですね．

よく理解できていますね！溶血には遺伝性や自己免疫性，異型輸血性，微小血管障害性などがありますが，検査結果から判明することが多いため，「貧血がある」ことがわかれば，そのあとで診断がつきます．つまり，貧血があるかどうかがわかることがポイントですね．

貧血があれば，その後の検査結果から診断ができるんですね！

ツリーがどうなっているのか気になります！

それでは**急性出血ツリー**（ツリー30）をみてみましょうか．

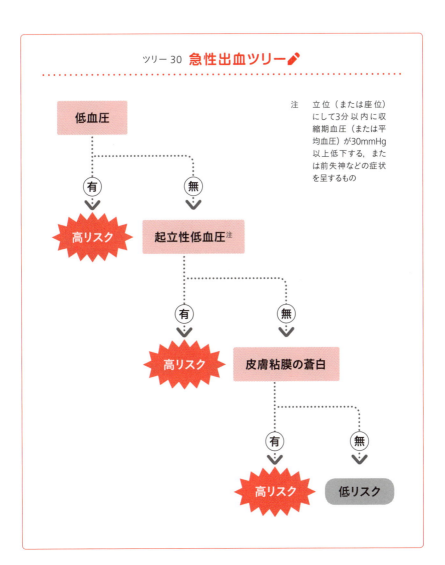

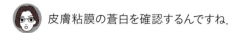

🧑 皮膚粘膜の蒼白を確認するんですね．

👧 具体的にどの部位をみて評価すればいいんでしょうか？

👨‍⚕️ 眼瞼結膜，手掌線（手相の線），爪床，指の先などですね．

🧑 貧血は，眼瞼結膜より先に手掌線や爪床に蒼白が出やすいと教わったことを思い出しました！

👨‍⚕️ 素晴らしいですね！ そのとおりです．

▶ 副腎不全

👧 最後は副腎不全ですね！ 副腎不全を発症するのは，どのような場合ですか？

👨‍⚕️ 頻度が最も高いのは，ステロイド薬長期服用者が何らかの急性ストレス（感染症，脱水，外傷など）に曝露したときや，ステロイドの内服を自己中断したときなどですね．

🧑 ステロイド薬投与で副腎機能が抑制されているという背景があるためですね．

👨‍⚕️ そのとおり．内服薬のチェックは重要です．**副腎不全ツリー**（ツリー31）をみてみましょう．

ツリー31 副腎不全ツリー

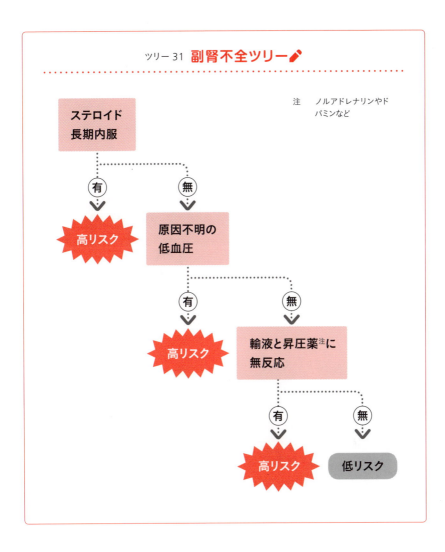

 頻脈や頻呼吸は出現しないんですね．

副腎不全には，あまり頻脈にならないという特徴もあります．「バイタルサインの逆転（脈拍数が収縮期血圧の値を超えること）」を伴わないショックには，徐脈性の不整脈などもありますが，副腎不全や甲状腺機能低下症（粘液水腫）などの内分泌性ショックも見逃してはいけません．

▶ 体重減少

ところで，倦怠感を訴える患者さんには体重が減少している方が多いように思います．それはどうしてなんですか？

今回は特別サービスで体重減少と食欲低下についてもみていきましょう．体重減少をきたす五大原因をまとめました（表4）．

表4 **体重減少をきたす疾患（五大原因）**

□ 糖尿病	□ うつ病
□ 甲状腺機能亢進症	□ 結　核
□ 悪性腫瘍	

ありがとうございますっ！

表4のうち，糖尿病と甲状腺機能亢進症では，食欲があっても，体重が減少するという特徴があります．

高齢者ではよく体重減少が問題となると思います．高齢者で注意すべき体重減少の原因にはどのようなものがありますか？

それには次にまとめている**MEALS ON WHEELS**というネモニクスがあります（表5）．

すごく網羅的なリストですね．こんなに様々な原因が体重減少につながるとは．

これらの原因検索では，病歴や診察で絞り込んでいけばよいので，検査は最小限でよいでしょうね．

> **表5 高齢者における体重減少の原因；MEALS ON WHEELS** ✏️
>
> - ☐ M：medications（薬剤性：ジギタリス，抗コリン薬など）
> - ☐ E：emotional（うつ病など）
> - ☐ A：alcoholism, abuse, anorexia（アルコール，虐待，食思不振）
> - ☐ L：late life paranoia（精神病）
> - ☐ S：swallowing problems（嚥下障害）
> - ☐ O：oral factors（下顎脱臼などの歯科疾患）
> - ☐ N：nosocomial infection, no money（結核などの感染症，貧困）
> - ☐ W：wandering or dementia（認知症）
> - ☐ H：hyperthyroidism, hypothyroidism, hypercalcemia
>   　　（甲状腺，電解質異常）
> - ☐ E：enteral problems（消化器疾患，慢性膵炎）
> - ☐ E：eating problems（咀嚼困難，手指振戦などによる摂取困難）
> - ☐ L：low salt, low fat（食事の嗜好の不適合）
> - ☐ S：stones, social problem, shopping problem
>   　　（慢性胆嚢炎，社会的問題，入手困難）

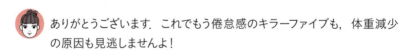
ありがとうございます．これでもう倦怠感のキラーファイブも，体重減少の原因も見逃しませんよ！

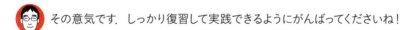
その意気です．しっかり復習して実践できるようにがんばってくださいね！

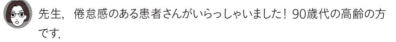
先生，倦怠感のある患者さんがいらっしゃいました！90歳代の高齢の方です．

> PARTⅡ 症状別「迅速簡便推論ツリー」が導く臨床推論

症例　倦怠感を訴える95歳男性

- 95歳，男性，元自営業　●主訴：倦怠感
- もともと日常生活動作は自立
- 前日より倦怠感あり，布団で横になっていた
- 食欲もなく，まったく食べない
- 当日の朝，嘔吐1回あり．同居している家族に連れられ受診．患者は車椅子
- 発熱，悪寒，疼痛などなし
- BP 120/90 mmHg，HR 59回/分，RR 16回/分，BT 36.7℃
- 意識清明
- 併存症：前立腺肥大症，軽度認知症あり，アレルギー，外傷なし
- 生活歴：飲酒・喫煙なし

 さて，迅速なトリアージ対応が必要な患者さんだと思いますか？

 はい．脈拍が59回/分と徐脈傾向ですし，嘔吐があって自律神経系が過剰に刺激されている可能性があります．

 そうですね．嘔吐は重篤な疾患によって，自律神経が刺激されたときのアラームサイン（表6）となることがありましたね．

表6　自律神経系の過剰緊張のサイン

交感神経（手を診てわかる）	副交感神経（病歴でわかる）
☐ 冷感	☐ 悪心・嘔吐
☐ 蒼白	☐ 尿失禁
☐ 冷汗	☐ 便失禁

ところで，倦怠感は非特異的な症状だから，考えられる疾患が幅広いということでしたよね．覚えておくのによい方法はありますか？

あるけど覚えるのは大変ですよ．ざっとこれだけの疾患があります（表7）．

表7 倦怠感（FATIGUE）をきたす疾患

- □ **F**（failure）：**臓器不全**（心不全・呼吸不全・肝不全・腎不全）
- □ **A**（ACS/anemia）：**急性冠症候群・貧血**（出血）
- □ **T**（temperature/tumor）：**低体温・熱中症・腫瘍**
- □ **I**（infection/inflammation）：**感染症・炎症性疾患**（膠原病など）
- □ **G**（glucose）：**低血糖・高血糖**（糖尿病性ケトアシドーシス・高血糖高浸透圧症候群）
- □ **U**（upper head[brain/mental]）：**頭蓋内疾患**（慢性硬膜下血腫）・**精神疾患**（うつ病など）
- □ **E**（endocrine/electrolyte）：**内分泌疾患・電解質異常**

あ，倦怠感はすなわち「疲れ」ですから，「疲れ」を英語にして**FATIGUE**になっているんですね！

お，気づきましたね！ 安美さん，英語もできる！

やっぱり，鑑別すべきものがたくさんありますね．

ただ患者さんは認知症も軽度のようですし，問診でかなり絞れそうですよ．

なるほど！

この場合は**システム・レビュー**で問診するといいですね．系統的に全身の主な症状について問診していく方法です．

わかりました．やってみます．

> PART II 症状別「迅速簡便推論ツリー」が導く臨床推論

患者の追加情報（システム・レビュー）

- 脳神経系：頭痛，麻痺，しびれ，ろれつ難，嚥下困難などなし
- 呼吸器系：咳，痰，呼吸困難などなし
- 循環器系：胸痛はないが冷汗，動悸あり
- 消化器系：下痢，腹痛，血便，タール便はないが，嘔吐あり
- 腎尿路系：血尿，排尿困難なし

🧑‍⚕️ 冷汗・動悸あり，とのことです．まずは心血管系の疾患を除外すべきだと思います．

👨‍⚕️ すばらしい．それでは診察をして，心電図とポータブル胸部X線写真撮影などをオーダーしましょう．

その後の経過

- 上肢血圧に左右差なし
- 心雑音なし
- 12誘導心電図：洞性徐脈55/分．II，III，aVf誘導でST部分上昇あり，胸部誘導でST部分低下あり
- 胸部X線写真ポータブル撮影：肺野に異常なし．やや心拡大あり，縦隔は拡大なし
- 心エコー：下壁に壁運動低下あり

🧑‍⚕️ まさか，急性心筋梗塞でしょうか？部位は……，下壁？

👨‍⚕️ そのとおり．直ちに循環器チームをコールして治療しましょう．血液検査のために採血して，アスピリンとクロピドグレルを投与しておいてください！

〜〜〜〜〜（ 循環器チームが患者をカテ室へ搬送，治療中 ）〜〜〜〜〜

🧑‍⚕️ ひとまず適切な治療につなげられたようですね．さて，この間に少し復習をしてみましょうか．

👩 はい，ぜひお願いします！この患者さんの倦怠感は心筋梗塞からくるものだったんですね．

👩 あ，先生，徐脈がみられたのは，右の冠動脈病変だったからですか？

🧑‍⚕️ すばらしい！右冠動脈病変による急性心筋梗塞の場合にはBezold-Jarisch（ベゾルド ヤーリッシュ）反射という副交感神経刺激が起こるので，徐脈になりやすいんです．下痢や嘔吐も有名ですね．そのために急性胃腸炎との鑑別が問題となることもあるんです．

👩 倦怠感といっても，本当に怖い病気が隠れていますね．

🧑‍⚕️ そう．今回は迅速にシステム・レビューをとったことで正しいアセスメントにつながりました．**倦怠感は非特異的な症状なので絞り込みが大事**ですね．ところで，心筋梗塞の三大症状を知っていますか？

👩 「胸痛」「冷汗」「嘔吐」でしょうか．

🧑‍⚕️ ご名答！ただ，この患者さんは胸痛の訴えはなかった，すなわち無痛性心筋梗塞だった．ということは，原因不明の冷汗や嘔吐では，必ず心筋梗塞も考えるべき，ということがいえますね．無痛性心筋梗塞を起こしやすい人の特徴はわかりますか？

👩 高齢者，女性，糖尿病患者です．

🧑‍⚕️ そうですね．今の時代，患者背景として，高齢者，女性，糖尿病があることが多いですから，心筋梗塞は無痛性が多くなると考えたほうがいいでしょう．

👧 心得ておきます．

👨 ところで，この患者さんは来院時から徐脈傾向でした．心電図でも洞性徐脈が確認されていましたね．徐脈性不整脈をきたす薬剤は覚えていますか？

👩 はい．β遮断薬，非ジヒドロピリジン系カルシウム拮抗薬，ジギタリス，アミオダロン，抗コリン薬，シガテラ毒です(p.158 表2)．

👨 そうですね．様々な薬剤が原因となるのでしたね．診断のための**徐脈性不整脈ツリー**(p.158 ツリー27)はどうなっていましたか？

👩 徐脈の有無をみるものでした．

👨 そのとおり．バイタルサインの評価が重要ということでした．超シンプルですね．急性心筋梗塞も徐脈の重要な原因だから，必ず急性心筋梗塞も考えるようにしましょう．

👧 先生，急性心筋梗塞のほかにも，急性発症の倦怠感で重要な「見逃してはならない疾患」について教えてください．

👨 はい，復習にもなりますね．次の6つです(表8)．

表8 急性発症の倦怠感で「見逃してはならない疾患」

- ☐ 急性心筋梗塞
- ☐ 徐脈性不整脈
- ☐ 糖尿病性高血糖症候群
- ☐ 敗血症
- ☐ 出血
- ☐ 副腎不全

👨 では，糖尿病性高血糖症候群からおさらいしましょう．

👩 糖尿病性高血糖症候群には糖尿病性ケトアシドーシスと高血糖高浸透

圧症候群がありました．血糖が400mg/dL以上のことが多く，時に1000mg/dL以上となることもあります．代謝性アシドーシスがあるのが前者で，ないのが後者です．

すばらしい！ 呼吸のアセスメントで鑑別はできますか？

はい．代謝性アシドーシスが強いときは，呼吸が深くて速くなるので，そのような呼吸（クスマウル大呼吸）があれば，糖尿病性ケトアシドーシスの可能性が高くなります．

OK．**糖尿病性高血糖症候群ツリー**（p.160 ツリー 28）では何をみるのでしたか？

両方とも脱水が強いので，バイタルサイン（血圧や脈拍）を評価することが重要になると思います．

いいですね．このツリーにおける利点は？

血糖は迅速血糖測定キットで測れるので，診察を待っていただいている間に判断できるということでした．

そのとおり！ 次の**敗血症ツリー**（p.161 ツリー 29）はどうでしたか？

はい．感染症に全身性炎症反応症候群が起きたものなので，やはりバイタルサイン（血圧，脈拍，呼吸）に異常が出てきます．

感染症なのに体温が評価項目に入っていない理由は？

熱がなくても感染症は否定できないからでした．

そう，それは重要なポイントでしたね！ 次は出血です．

はい．急性出血には消化管出血と溶血がありました．急性出血の原因は消化管出血のことが多いですが，腹腔内や胸腔内，骨盤内のこともあります．

そうですね．明らかな出血を認めなくても出血はあり得ます．特に，消化管出血，大動脈瘤破裂，腫瘍破裂，異所性妊娠の破裂，外傷には要注意でした．

"血液が見えない"出血もあるということですよね？

そうですね．**急性出血ツリー**（p.163 ツリー30）では何をみますか？ 粘膜と皮膚の蒼白を評価する部位は？

眼瞼結膜，手掌線（手相の線），爪床，指の先などでした．

倦怠感の「見逃してはならない疾患」の最後は副腎不全ですね．**副腎不全ツリー**（p.165 ツリー31）で大事なことは？

ステロイド薬長期内服の有無です．長期内服により副腎機能が抑制されるためです．

いいですね．内服薬のチェックは重要ですね．

それと，あまり頻脈にならないという特徴もありました．「バイタルサインの逆転」を伴わないショックには，徐脈性の不整脈などもありますが，副腎不全や甲状腺機能低下症（粘液水腫）などの内分泌性ショックも重要だったと思います．

ところで，倦怠感を訴える患者さんには体重が減少している人が多いように思えるけど，その点についても復習しましょう．体重減少をきたす原因は？

糖尿病，甲状腺機能亢進症，悪性腫瘍，うつ病，結核でした（p.166 表4）．

糖尿病と甲状腺機能亢進症では，食欲があっても体重が減少するという特徴がありましたね．高齢者ではよく体重減少が問題となりますが，高齢者で注意すべき原因は？

MEALS ON WHEELSです！

 実に多彩なこれらの原因検索では，病歴や診察で絞り込んでいけばよいので，検査は最小限でよいということでしたね．ところで，先ほどの患者さんはその後いかがでしょうかね？

 はい，緊急カテーテル治療で冠動脈の血行再建に成功しました！

 それはよかった！では今回も，クリニカルパールをお伝えしましょう．復習に役立ててくださいね．

Dr. 徳田のクリニカルパール

倦怠感からのアセスメント

診断　右冠動脈病変による急性心筋梗塞

- ✓ 倦怠感の原因は幅広い
- ✓ 病歴でシステム・レビューをとり，原因を絞り込め
- ✓ 原因不明の冷感や嘔吐では無痛性急性心筋梗塞に注意せよ
- ✓ 急性倦怠感では「見逃してはならない疾患」に注意
- ✓ 高齢者における体重減少の原因を理解せよ

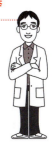

参考文献
1）徳田安春編：症候別"見逃してはならない"疾患の除外ポイント，JIM, 23（7），2013．

PARTⅡ 08 呼吸困難

✦ 呼吸困難の原因

 お，おはよう…ございま…すっ！ゼェゼェ（ひゃー！ギリギリセーフ！）

 春奈さん，危うく遅刻でしたね（笑）．さてと，今日のテーマは呼吸困難です．春奈さん，呼吸困難とはどういう状態か，はっきり説明できますか？

 ゼェゼェ……（先生，笑顔で私のこと責めてるの？涙）え…と，本人が"息苦しさを自覚"することです！

 そうですね，まさに今の春奈さんですね（笑）．どのような疾患でみられると思いますか？

 う〜ん……息苦しくなるんだから，ええと…….

 肺や心臓の疾患ですか？

 いい線いってますね．呼吸困難を引き起こす疾患は，「呼吸器」「心血管」「貧血または異常ヘモグロビン」「神経筋」「その他」の5つに分類するとわかりやすいですよ(表1)．

 どうしてこのような疾患が呼吸困難を起こすんですか？

 呼吸困難には多くの原因があります．一つは，血液中の酸素が不足している状態です．肺の疾患や心不全による肺水腫で起こります．これはパルスオキシメーターで酸素飽和度（経皮的酸素飽和度；SpO_2）が下がるのですぐにわかります．

表1 呼吸困難を引き起こす疾患の5分類

「呼吸器」の疾患
- ☐ 気道の疾患
- ☐ 肺の疾患
- ☐ 胸膜の疾患

「心血管」の疾患
- ☐ 心不全
- ☐ 虚血性心疾患
- ☐ 肺塞栓症
  （肺動脈が血栓で詰まるもの）

「貧血または異常ヘモグロビン」の疾患
- ☐ 貧血
- ☐ 一酸化炭素中毒（COヘモグロビン血症）
- ☐ メトヘモグロビン血症

神経筋の疾患
- ☐ ギラン–バレー症候群

「その他」の疾患
- ☐ パニック障害

 すぐわかるんですか！ 簡単そうですけど，それだけじゃないですよね……？

 そのとおり．貧血や異常ヘモグロビンの場合でも，ヘモグロビンの量的・質的な異常によって結合している酸素の量が減ります．この場合は，酸素飽和度が下がらないことがあるので注意が必要です．

 なるほど．ヘモグロビンの絶対量が減っているので，結合できる酸素も減るのに，SpO_2は％でみるから，そのことは反映されないんですね．

 パルスオキシメーターから読み取れないとなると，診断が難しいですね．ほかにはどんな原因があるんですか？

 気道の疾患の場合，酸素不足でなくても，窒息感や刺激症状で呼吸困難を起こします．脳には息苦しさを感じるセンサーがあるので，気道の感覚神経がそこにインパルスを送ることによって起こります．

 そうなんですね！ ほかにも，まだまだあるんですよね？

もちろんありますよ．狭心症でも呼吸困難を起こします．

狭心症ということは，胸痛も伴うんですか？

胸痛がなく，息苦しさのみを訴える場合もあるので注意が必要です．喫煙や糖尿病など，冠動脈疾患の危険因子をもつ患者が「労作時の呼吸困難」を訴えてきたら，狭心症も考える必要がありますね．

「労作時の呼吸困難」があれば，原疾患や既往歴などに要注意ですね！

✦ 呼吸困難のキラーディジーズ

呼吸困難には，どんなキラーディジーズがあるんですか？

呼吸困難には多くのキラーディジーズがあります（表2）．

表2 呼吸困難のキラーディジーズ

- ☐ 気管支喘息重積発作
- ☐ 緊張性気胸
- ☐ 重症肺炎・重症間質性肺炎
- ☐ 肺塞栓症
- ☐ 心不全
- ☐ 虚血性心疾患

やっぱり肺と心臓の疾患がほとんどですね．

あれ？貧血はないんですか？

よく気づきましたね．貧血は診察で「顔色が蒼い」「眼瞼結膜が蒼白」「手掌線，爪床が蒼白」などの所見から診断できるので，あえて表にはあげませんでした．でも確かに大切ですよ！

ありがとうございます．

ほかにも急性喉頭蓋炎などの上気道の疾患も要注意です．咽頭痛を勉強したとき（p.90参照）に詳しく説明したのでここではあげていませんが，呼吸困難の原因になるので注意してくださいね！

▶ 気管支喘息重積発作

では，それぞれの疾患をみていきましょう．まずは気管支喘息重積発作です．

重症型の気管支喘息ということですか？

そうです．このような**気管支喘息重積発作ツリー**で診断します（ツリー32）．

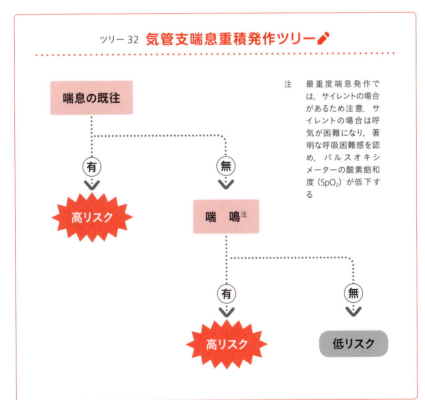

ツリー32 **気管支喘息重積発作ツリー**

注　最重度喘息発作では，サイレントの場合があるため注意．サイレントの場合は呼気が困難になり，著明な呼吸困難感を認め，パルスオキシメーターの酸素飽和度（SpO$_2$）が低下する

喘息の既往があったり，喘鳴が聴かれる場合は要注意なんですね！

そのとおりです．発症するのは喘息と診断されたことがある患者さんがほとんどですが，高齢初発のこともあるので要注意ですね．

▶ 重症肺炎・重症間質性肺炎

次は重症の肺炎や間質性肺炎ですか．やっぱり肺の疾患は呼吸困難を起こすんですね．

肺炎は近年，高齢者の死亡原因として頻度が高く重要な疾患ですね．

最近では，日本人全体でみても悪性新生物，心疾患に続いて死亡原因の第3位になっていますよね．

そうですね．では，**重症肺炎・重症間質性肺炎ツリー**をみてみましょう（ツリー33）．

ツリー33 重症肺炎・重症間質性肺炎ツリー

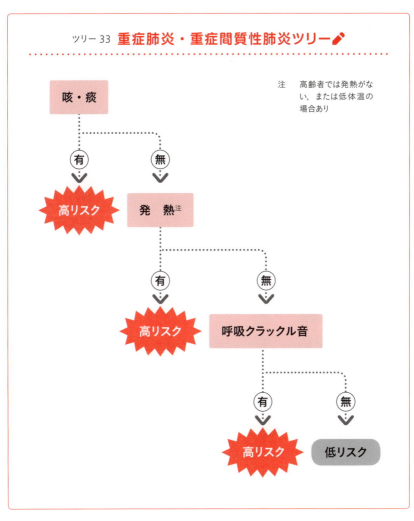

注 高齢者では発熱がない，または低体温の場合あり

 クラックル音って聴診器で聴取できる異常な呼吸音のことですよね？

 そうです．聴診器で聴かれる異常な呼吸音のことを呼吸副雑音とよびます．呼吸副雑音には笛様音などの連続性のものと，クラックル音などの断続性のものがあるんです．

▶ 心不全

次は心不全について教えてください！どんな疾患が心不全の原因になるんですか？

心臓のポンプ機能が低下した「低心拍出量性」と，末梢組織の酸素需要が著しく増大した「高心拍出量性」，何らかの原因によって心臓の収縮が障害される「拡張障害性」があります（表3）．

表3 心不全の原因

低心拍出量性
- ☐ 心筋症
- ☐ 心筋梗塞（陳旧性も含む）
- ☐ 弁膜症

高心拍出量性
- ☐ 脚気
- ☐ 慢性貧血
- ☐ 甲状腺機能亢進症
- ☐ 動静脈シャント

拡張障害性
- ☐ 心筋症
- ☐ 高血圧性心疾患
- ☐ 収縮性心膜炎

いろいろあって見分けられる自信がありません……．

まあ，トリアージの段階では細かい鑑別よりも，心不全かどうかの判断が重要ですよ．それでは**心不全ツリー**（ツリー34）をみてみましょう．

ツリー 34 **心不全ツリー**

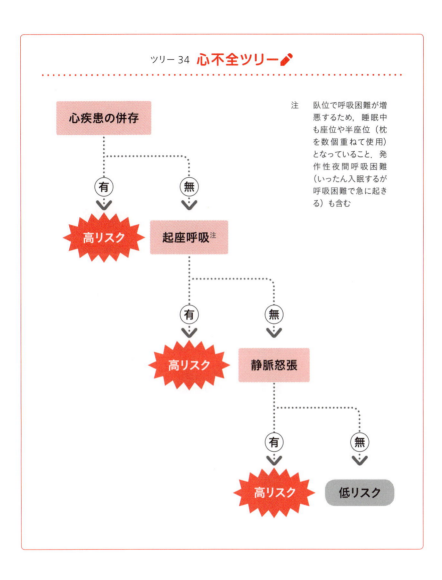

注　臥位で呼吸困難が増悪するため，睡眠中も座位や半座位（枕を数個重ねて使用）となっていること．発作性夜間呼吸困難（いったん入眠するが呼吸困難で急に起きる）も含む

 静脈怒張を見つけるには，外頸静脈を観察すればよいのですか？

 そうですね，それが一般的です．外頸静脈での観察が難しければ，患者さんの手をとって挙上し，手背静脈を観察する方法もあるので覚えておいてくださいね．

▶ 緊張性気胸

では次に,緊張性気胸についてみていきましょう.

緊張性気胸って,どんな状態でしたっけ?

肺の組織が破れて空気が胸腔内に漏れ,胸腔がどんどん膨らむ状態です.循環不全や呼吸不全が出現したときに緊張性気胸とよびます.

肺の組織が破れるってことは,外傷による気胸でしょうか?

外傷性気胸だけでなく,自然気胸などもあります.自然気胸は,肺の末梢組織にブラ(袋状に空気が溜まったもの)や嚢胞ができ,それが破裂して起こることが多いんです.若い人ではやせ型で背の高い男性に多く,高齢者では肺気腫の人が比較的多いですよ.

以前教わったことを思い出しました.突然の胸痛ですね!

そうです.もう一度,**緊張性気胸ツリー**(ツリー4)をみてみましょうか.

突然の胸痛ではバイタルサインも重要でしたよね.

ツリー4　緊張性気胸ツリー

注1　外傷，機械換気
注2　頻脈，頻呼吸，SpO_2 低下，血圧低下，または外頸静脈怒張

- 突発胸痛 注1
- 呼吸困難

↓ 有 → **高リスク**
↓ 無

緊張性気胸のVS 注2

↓ 有 → **高リスク**
↓ 無

- 皮下気腫
- 片側呼吸音低下
- 打診で片側鼓音
- 気管偏位

↓ 有 → **高リスク**
↓ 無 → **低リスク**

肺塞栓症

次は肺塞栓症です．深部静脈血栓などから，血栓が静脈系を流れて肺動脈に詰まることで起こる疾患でした．これもすでに説明 (p.27参照) していますが，**肺塞栓症ツリー**（ツリー3）を復習してみましょう．

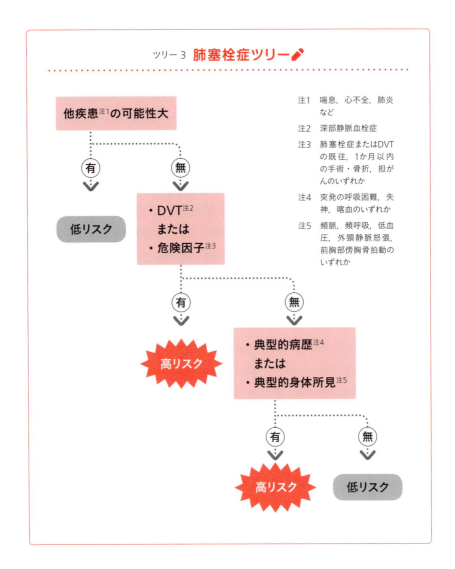

ツリー3 **肺塞栓症ツリー**

注1 喘息，心不全，肺炎など
注2 深部静脈血栓症
注3 肺塞栓症またはDVTの既往，1か月以内の手術・骨折，担がんのいずれか
注4 突発の呼吸困難，失神，喀血のいずれか
注5 頻脈，頻呼吸，低血圧，外頸静脈怒張，前胸部傍胸骨拍動のいずれか

これも覚えてますよ！この疾患は「そのほかの疾患の可能性が低い」というのが前提でしたよね．以前練習した前胸部傍胸骨拍動の触診のしかたも復習してみます．胸骨下部左縁，心臓のある場所に手のひらを当てて感じるんでしたよね！

そのとおりです！スキルアップにはしっかり復習することが大切ですね．

▶ 急性冠症候群

次は急性冠症候群ですね．これも以前教わった（p.22参照）ところなので，ツリーをみて復習したいです！しっかり復習してスキルアップしますよー！

燃えていますね！闘魂ですね！それでは**急性冠症候群ツリー**（ツリー1）もみてみましょう．

このツリーを使った診断は当直医の判断より正確だったんですよね！

そうなんです．最初に心電図のST変化が出てくるという，判別にもっとも有用な所見から判断していくようにできていて，**テイク・ザ・ベスト・ヒューリスティック**（take the best heuristics）という**直観的推論（システム1）**を応用していましたね．

シンプルなツリーで正確な診断ができれば，迅速な対応ができますね！

おっしゃるとおり！もちろんあとで医師の診察を受ける必要がありますけどね．さて，ひとまずここまでですが，呼吸困難の対応はできそうですか？

はい！これで呼吸困難への対応に自信をもてました！

先生，患者さんです，呼吸困難を訴えていらっしゃいます！

PARTⅡ 症状別「迅速簡便推論ツリー」が導く臨床推論

ツリー 1 急性冠症候群ツリー

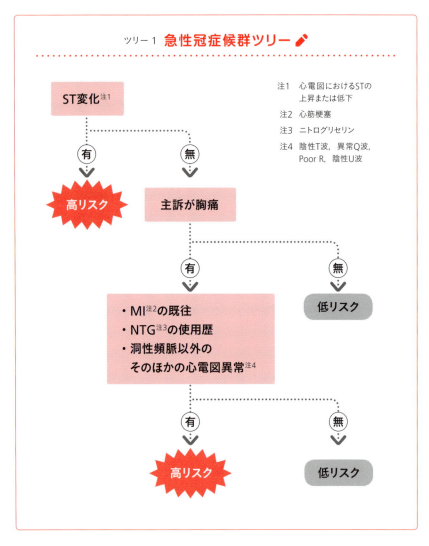

注1 心電図におけるSTの上昇または低下
注2 心筋梗塞
注3 ニトログリセリン
注4 陰性T波，異常Q波，Poor R，陰性U波

 呼吸困難を訴えているんですね．迅速なトリアージ対応は必要でしょうか？

| 症例 | 呼吸困難を訴える85歳男性 |

- 85歳，男性，元会社員　● 主訴：呼吸困難
- もともと日常生活動作は自立
- 3日前より夜間にのみ呼吸困難あり
- 来院当日の朝に排便後，喘鳴と呼吸困難が出現し救急車で搬送
- 発熱，悪寒，胸痛などなし
- BP 180/100 mmHg，HR 120回/分，RR 26回/分，BT 35.7℃
- SpO_2 94%（室内空気），意識清明
- 併存症：高血圧，軽度認知症あり．アレルギー，外傷なし
- 生活歴：飲酒は焼酎を毎日2合．喫煙を毎日1箱
- 内服歴：エナラプリル

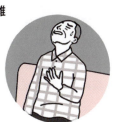

 はい！ バイタルサインが不安定ですので，迅速な対応が必要です．

 そうですね．脈拍と呼吸数が速く，血圧は高いですね．高齢者でもSpO_2 95%未満（室内空気）は，低酸素状態があるものと考えたほうがいいでしょう．呼吸困難の原因には何がありましたか？

 はい，呼吸困難の原因疾患は「呼吸器」「心血管」「貧血または異常ヘモグロビン」「神経筋」「その他」の5つに分類されます(p.177 表1)．疾患の数がたくさんあります．

 そうですね．認知症は軽度のようですから，問診で絞り込みましょう．

 はい！ システム別の問診（システム・レビュー）ですね！

 わかりました．やってみます．

> **PART Ⅱ** 症状別「迅速簡便推論ツリー」が導く臨床推論

患者の追加情報（システム・レビュー）

- 呼吸器系：咳・痰あり
- 循環器系：胸痛はないが，冷汗・動悸あり
- 血液系：血便，タール便などなし
- 神経系：筋力低下，しびれ感などなし
- 精神系：抑うつ，不安，興味の減退なし

🧑‍🦱 この結果から，どんなことが言えますか？

👧 はい．呼吸器系と循環器系の疾患をまず考えたいと思います．

🧑‍🦱 そうですね．ところで，この患者さんは「夜間にのみ呼吸困難あり」ということでしたが，何をみるべきでしょう？

👩 起座呼吸がみられるかどうか，です．夜間就寝時はからだを横にしますから，その体位のせいで呼吸困難が出るのではないかと思います．

🧑‍🦱 すばらしい！ 起座呼吸の定義は？

👩 臥位で呼吸困難がひどくなるので，座位になって心臓に戻ってくる静脈血液量を減らすと呼吸がしやすくなるものです．患者さんは，就寝時にも枕を重ねて座位をとることがあります．

🧑‍🦱 いいですね．では，どのような疾患でみられますか？

👨 心不全です．

🧑‍🦱 そうですね．呼吸不全でもみられることがあるんですが，その場合は前方に傾くような姿勢になっていることが多いんです（図1）．

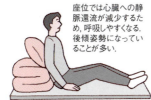
心不全での起座呼吸
座位では心臓への静脈還流が減少するため,呼吸しやすくなる.後傾姿勢になっていることが多い.

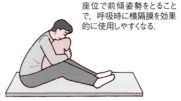
呼吸不全での起座呼吸
座位で前傾姿勢をとることで,呼吸時に横隔膜を効果的に使用しやすくなる.

図1 起座呼吸（心不全と呼吸不全）

 この患者さんは咳と痰，動悸がありますが，すべて心不全でも呼吸不全でもみられますよね？

 そのとおりです．鑑別のポイントとして，心不全で特徴的なのは泡沫状の痰ですね．

 この患者さんは後傾の起座呼吸で，しかも痰も泡沫状とのことです！

 貴重な情報ですね．「喘鳴」も気管支喘息だけでなく，心不全（左心不全）でもよくみられます．昔は「心臓喘息」という用語もあったくらいです．さて，診察と検査の結果をみてみましょう．

患者の追加情報

- 結膜や手掌に貧血様の蒼白はなし
- 座位で外頸静脈怒張あり
- 心雑音なし，ただし過剰心音（S3音）あり
- 12誘導心電図：洞性頻脈120/分．左室肥大あり
- 胸部X線写真ポータブル撮影：両肺野に「うっ血」所見あり
- 血中迅速トロポニン検査：陰性

ここまでを踏まえると，診断は左心不全でしょうか……？

それでよさそうですね．ひとまず循環器チームに連絡しましょう！

はい！

〜〜〜〜〜〜〜〜〜〜〜〜〜〜 循環器チームが到着後 〜〜〜〜〜〜〜〜〜〜〜〜〜〜

さて，循環器チームのみなさんが心エコー検査を行っている間に，もう少し掘り下げましょうかね．左心不全はその原因が重要ですから．原因疾患にはどのようなものがありますか？

心臓のポンプ機能が低下した「低心拍出量性」と，末梢組織の酸素需要が著しく増大した「高心拍出量性」，その中間に近い「拡張障害性」の疾患があります．

鑑別ではいろいろありますが，心不全かどうか，**心不全ツリー**（p.183 ツリー34）で確認してみましょう．静脈怒張はどこを診ればよかったでしょう？

一般的には外頸静脈で，それが観察困難なときは患者さんの手をとって挙上し，手背静脈を観察します．

すばらしい！

〜〜〜〜〜〜〜〜〜〜〜〜〜〜 循環器チームによる診療後 〜〜〜〜〜〜〜〜〜〜〜〜〜〜

その後の患者さんの経過はこんな感じだそうです．

> **その後の経過**
> - 心エコー検査で左室肥大に伴う拡張障害を認めた
> - 高血圧性心疾患による左心不全との診断
> - 利尿薬（フロセミド）と血管拡張薬（ニトログリセリン）が開始され入院，その後，症状軽快
> - 入院中に看護師が詳細な病歴をとると，最近1か月はあまり内服薬（エナラプリル）を飲んでいなかったとのこと
> - 家族と本人に処方薬の内服の大切さについて指導し，7日後に退院となる

なるほど．内服薬のアドヒアランスはとても重要なんですね．

そう，教訓的な症例ですね．ところで，呼吸困難について整理・復習してみましょう．まず，呼吸困難のキラーディジーズは？

気管支喘息重積発作，重症肺炎・重症間質性肺炎，心不全，緊張性気胸，肺塞栓症，虚血性心疾患です(p.178 表2)．

ではまず気管支喘息重積発作ですが，これは気管支喘息の重症型ということでしたね．**気管支喘息重積発作ツリー**(p.179 ツリー32)を思い出しましょう．喘息の既往のある患者さんや喘鳴が聴かれる場合には「要注意」ということ．ただ，高齢初発のこともあるので要注意でしたね．

次は重症の肺炎ですね．

高齢者では死亡原因として頻度も高く重要な疾患でした．

重症肺炎・重症間質性肺炎ツリー(p.181 ツリー33)では呼吸クラックル音が重要でしたね．異常な呼吸音のことを呼吸副雑音とよび，これには連続性（笛様音など）と断続性（クラックル音など）がありました．次に，緊張性気胸はどういう状態でしたか？

肺の組織が破れて空気が胸腔内に漏れ，どんどん膨らむ状態です．

 そうです．循環不全や呼吸不全になったときに緊張性気胸とよびます．外傷性気胸，自然気胸などがあります．自然気胸の原因は，肺の末梢組織にブラ（袋状に空気が溜まったもの）や嚢胞があることが多いんです．若い人ではやせ形で背の高い男性が多く，高齢者では肺気腫の人が比較的多いですね．

 緊張性気胸ツリー（p.185 ツリー4）は，突発の胸痛から始まるものでした．

 すばらしい！しっかり整理できていましたね！では今日も最後にクリニカルパールです．

Dr. 徳田のクリニカルパール

呼吸困難からのアセスメント
診断 ▷ **高血圧性心疾患による左心不全**

- ✔ 呼吸困難では呼吸器，心血管，血液系，神経筋に注意せよ
- ✔ 病歴でシステム・レビューを取り，原因を絞り込め
- ✔ 起座呼吸には2つのタイプあり
- ✔ 心不全では「原因」を追究せよ

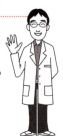

参考文献

1) Green L, Mehr DR：What alters physicians' decisions to admit to the coronary care unit?, J Fam Pract, 45（3）：219-226, 1997.
2) Simel DL, Rennie D：The Rational Clinical Examination；Evidence-Based Clinical Diagnosis, McGraw-Hill, 2008.
3) 徳田安春編：特集／症候別"見逃してはならない"疾患の除外ポイント, JIM, 23（7）, 2013.

PART II 09 下痢・便秘

✦ 下痢の定義と問診ポイント

 春奈さん，おはようございます．あら，お薬？どこか具合でも悪いの？

 ハイ，ちょっと便秘ぎみで（汗）．下剤が効きすぎると怖いので，整腸剤で調子を整えたいなあ，なんて．

 おや春奈さん，大丈夫ですか？おなかを温めて，マッサージするのもいいかもしれませんね．というわけで，今回は下痢と便秘について学びましょう．さっそくですが，まず下痢の定義を知っていますか？

 うーん，ゆるい便，ですか？

 ハハハ，おおよそ当たっていますね．**ゆるい便が1日に200g以上あれば下痢**です．

 便の重さを測るんですか？私，これまでそんなことやったことないんですけど……．

 そのとおり，実際には便の重さを測るわけではありませんので，問診によってどの程度の量のゆるい便があったかを判断します．また，よく病歴で急性（14日未満）と慢性（14日以上）とに分けますね．

 急性・慢性に分類する意義は何でしょうか？

 原因の推論ですね．**急性では感染性の場合がほとんどで，慢性では免疫抑制患者でないかぎり，非感染性の場合が多い**です．

へぇ．問診でそんなことを判断していくんですね！

 下痢の症状を訴える患者さんの問診では，そのほかにもチェックしておきたい重要ポイントがあります（表1）．

表1 下痢での問診のポイント

- ☐ 海外旅行：旅行者下痢症 →コレラ，赤痢，腸チフス（便秘のことあり），寄生虫
- ☐ 食事摂取：鶏肉，牛肉，刺し身，生牡蠣に注意
- ☐ 抗菌薬の使用：特に2週間以内（最高3か月以内）→ CDAD※
- ☐ 制酸剤の使用：特にプロトンポンプ阻害薬 → CDAD
- ☐ 胃切除：ダンピング症候群（食後30分以内の下痢）
- ☐ 回盲部手術：脂肪性下痢や胆汁性下痢
- ☐ 腹部放射線療法の既往：小腸粘膜障害性下痢（晩期合併症）
- ☐ 乳製品摂取で下痢：乳糖不耐症（日本人の成人に多い）
- ☐ 食直後の下痢：膵性下痢，胆汁性下痢，消化管細菌量増加（bacterial overgrowth）
- ☐ 夜間の下痢：炎症性下痢（感染性も含む），甲状腺機能亢進，カルチノイド症候群
- ☐ 体重減少：HIV（ヒト免疫不全ウイルス）感染症，結核，大腸がん，膵がん

※クロストリジウム・ディフィシル関連疾患（clostridium difficile associated disease）

 ここで問題です．表1のなかに「食事摂取」の項目がありますが，鶏肉，牛肉，刺し身，生牡蠣のそれぞれで特徴的な感染性下痢の病原体は何でしょうか？

 ドキッ！ 感染症の問題ですね……えーっと，鶏肉はカンピロバクター，牛肉は病原性大腸菌，それから……．

刺し身は腸炎ビブリオ，生牡蠣はノロウイルスでしょうか？

そうです，お二人ともすばらしい！では，引き続き表1をみていきましょう．上から6つ目の項目ですが，回盲部手術後で脂肪性下痢や胆汁性下痢を起こすのは，回腸末端がないと胆汁酸が吸収されないので，その結果として脂肪吸収が悪くなる（脂肪性下痢）ことや，胆汁酸の刺激（胆汁酸性下痢）によります．脂肪吸収には胆汁酸が必要ですからね（図1）．

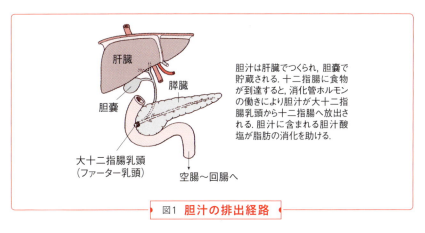

図1 **胆汁の排出経路**

なるほど，既往歴を確認することも大事なんですね．

この下痢は，回腸をどの程度切除すると起こるんですか？

よい質問ですね．回腸末端の切除が60cm未満であれば，胆汁性下痢が主体です．回腸末端の切除が60cm以上であれば，胆汁酸吸収低下による体内胆汁酸プールの減少による脂肪吸収障害で脂肪性下痢が主体となります．

切除の長さで下痢の性質も変わってくるんですね！臨床推論ってホントにいろんな知識が必要ですね……．

私が気になる項目は「食直後の下痢」なんですけど，表1にいくつかあがっている原因は，それぞれどのように下痢を引き起こすんですか？

膵性下痢は慢性膵炎などで膵液が減少するために起こるものですね．胆汁性下痢はさきほど「回盲部手術」で説明したとおりです．消化管細菌量増加（bacterial overgrowth）は，小腸内に細菌が異常繁殖するために起こる下痢で，術後の消化管バイパスなどがあると起こりやすいんです．

メモ メモ……勉強になります．

ところで，下痢の鑑別のなかでピットフォールとなるのは何ですか？

それは「出血」です．高齢者の消化管出血では「下痢」という主訴で来院される場合があります．ですから，必ず便を直接観察するか，直腸診で潜血をチェックすることが必要ですね．

✦ 下痢のキラーディジーズ

下痢という症状から，様々な可能性を考えなければいけないんですね．

先生，そうなってくると気になるのは，下痢のキラーディジーズです．どういったものがあるでしょうか？

下痢でキラーとなるのはやはり大腸がんです．いつものように，下痢患者における**大腸がんツリー**（ツリー35）をみてみましょう．

まずは下血がアラームサインなんですね．

そうですね，大腸粘膜に潰瘍などをつくるために出血しやすくなります．

そういえば，大腸がん検診では便潜血検査が行われていますね．

スクリーニングのためですね．次に鉄欠乏性貧血です．鉄が欠乏する原因はわかりますか？

えっと……，やはり出血ですか？

ツリー 35 大腸がんツリー（下痢患者における）

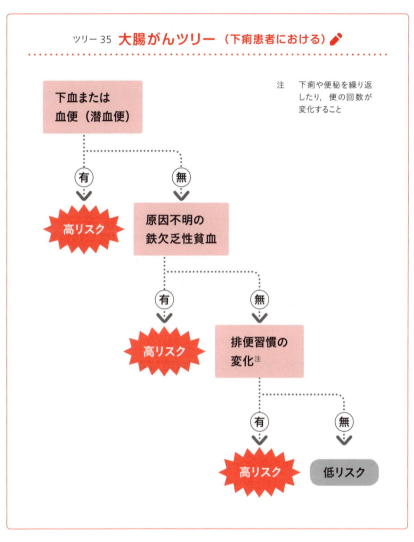

注　下痢や便秘を繰り返したり，便の回数が変化すること

　"慢性の"出血ですね．大腸がんでも右側の結腸の場合に多いんです．右側結腸は内径が大きく腸閉塞になりにくいので発見されにくいんです．その代わり，慢性の出血のために鉄欠乏になるんですね．

　そっか，鉄欠乏性貧血で，単に鉄剤を内服して終わり，ではいけないんですね．

👨‍⚕️ 若い女性で,明らかに月経過多であるときはそれでいいことが多いですが,閉経後の女性や男性では鉄欠乏性貧血の原因をきちんと調べなければいけません.

👩 はい,覚えておきます！

👨‍⚕️ ここで問題.排便習慣の変化がみられる場合,大腸がんはどの部位にある可能性が高いでしょうか？

👩 う〜ん,内径が比較的細い,左側の結腸でしょうか？

👨‍⚕️ そうです,すばらしい！内径が細い左側の結腸では,便の通過に問題を起こしやすいからですね.

✦ 下痢と感染

👩 先生,下痢といえば"感染"というイメージをもっていたのですが,院内感染予防の点からみて重要なものは何でしょうか？

👨‍⚕️ ノロウイルスとCDAD（クロストリジウム・ディフィシル関連疾患）ですね.

👩 これらを疑うポイントは何でしょうか？

👨‍⚕️ ノロウイルス流行期に下痢や腹痛,発熱で受診した患者さんは原則としてノロウイルス感染を疑うべきですね.便中の迅速抗原検査で陰性でも除外できません.まあ,陽性であれば確実ですが.

👩 なるほど.冬場の流行期は,ノロウイルスのことを常に頭の片隅に置いておけっていうことですね.

👨‍⚕️ また,入院中の患者や抗菌薬使用歴のある患者の場合は,原則としてCDAD感染を疑うべきです.CDトキシン検査も,感度と特異度のよい種類のもので検査されているかどうかをみてからその結果を解釈すべきですね.

わかりました！

 さて，下痢に関してはひとまずこんなところですね．

✦ 便秘の定義とキラーディジーズ

 では便秘についてもお願いします！

 はい，では便秘の定義はわかりますか？

 ええと，便が出ないこと，でしょうか……．

 またまた，おおよそ当たっていますね（笑）．ただ，もともと便の回数や性状は個体差がありますから，便秘の定義はけっこうあいまいなんです．おおむね，排便回数の減少や便が硬くなるなどといったことがあげられています．

 なるほど．では，便秘で気をつけなければいけないことは何でしょう？

 便秘のうち，急性期に問題となるのは腸閉塞です．原因としては，大腸がん，術後の癒着，内・外ヘルニアの嵌頓，結腸軸捻転などがありますね．ここで問題となるのは，絞扼性腸閉塞ですね．

 あっ，腹痛のとき（p.50参照）に学んだ記憶があります！

 そう，その絞扼性腸閉塞です．これは腸閉塞がほぼ完全閉塞型になり，内圧が上昇して血流が低下することで，循環血液量減少性ショックをきたします．絞扼の状態が長時間続くと腸管壊死を起こし，敗血症で死亡することもあります．**絞扼性腸閉塞ツリー**を思い出しましょう（ツリー 8）．

ツリー8 絞扼性腸閉塞ツリー

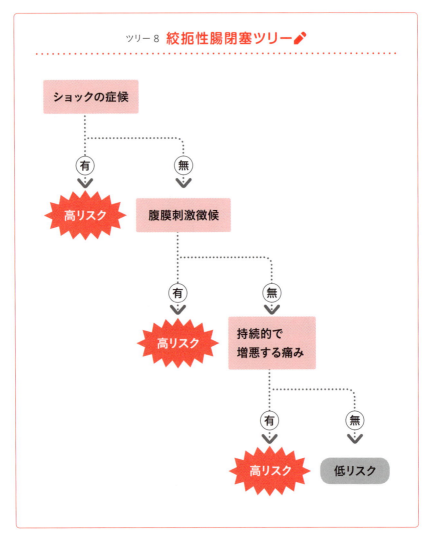

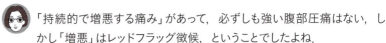「持続的で増悪する痛み」があって，必ずしも強い腹部圧痛はない，しかし「増悪」はレッドフラッグ徴候，ということでしたよね．

そうです．"持続的な"腹痛を伴う便秘は危険なサインですね．ところで補足ですが，薬剤性便秘にも注意しましょう．特に，最近問題となっているのがクロザピンという薬剤で，一度便秘を起こすと致死率25%という報告もある

ので,マークしておきたいものですね.

致死率25%ですか……. 薬剤性便秘には,そんなに恐ろしいものもあるんですね. クロザピンはどんな薬剤なんですか?

クロザピンは統合失調症の治療薬で,非定型抗精神病薬です. 治療抵抗性の統合失調症に対する最終選択薬として用いられています.

この薬剤が便秘をきたす機序は何でしょうか?

抗コリン作用ですね. アセチルコリンは副交感神経節後線維の神経終末から放出される神経伝達物質です. 副交感神経は腸管では蠕動運動を刺激します.

なるほど,だからアセチルコリンの伝達をブロックするような抗コリン作用のある薬剤を内服すると,腸管の蠕動運動が抑制されるんですね.

統合失調症患者では多剤併用の場合が多いので,ほかに抗コリン作用をもつ薬剤を併用していると起こしやすいんです.

ほかに抗コリン作用をもつ薬剤にはどのようなものがありますか?

そうですね,トリヘキシフェニジル(アーテン®)などが併用処方されているのをよくみかけますね.

トリヘキシフェニジルとクロザピン……薬剤性便秘についても頭に叩き込んでおきます!

さて,便秘については以上です.

ありがとうございました! これで下痢と便秘の患者さんにも対応できそうです!

▶ PARTⅡ 症状別「迅速簡便推論ツリー」が導く臨床推論

先生,さっそく患者さんがお見えです.便秘を訴えていらっしゃいます!

症例　便秘を訴える45歳男性

- 45歳,男性,無職
- 主訴:便秘
- もともと日常生活動作は自立
- 3日前より便秘あり
- 来院当日の朝より間欠的な腹痛あり受診
- 発熱,悪寒,腰背部痛などなし
- BP 110/50 mmHg,HR 100回/分,RR 17回/分,BT 36.7℃
- SpO₂ 98%(室内空気),意識清明
- 併存症:統合失調症あり.アレルギー,外傷なし
- 生活歴:飲酒なし.喫煙は毎日1箱
- 内服歴:クロザピン,トリヘキシフェニジル

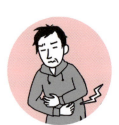

便秘で腹痛があるようですね.バイタルサインはどうでしょうか?

頻脈があります.

そうですね,脈拍が速いですね.便秘や腹痛と,どんな関係があるか探りましょう.便秘で問題となる原因にはどのようなものがありましたか?

急性期に問題となるのは腸閉塞で,特に絞扼性腸閉塞には要注意でした.

いいですね.絞扼性腸閉塞の原因としては,表2のようなものがあります.

表2 腸閉塞の原因

- ☐ 大腸がん
- ☐ 術後の癒着
- ☐ 内・外ヘルニアの嵌頓
- ☐ 結腸軸捻転
- ☐ 異物（もち，昆布など）
- ☐ 麻痺性イレウス（薬剤性，感染性など）

 絞扼性腸閉塞は，腸閉塞がほぼ完全閉塞型になり，内圧が上昇して血流が低下することで，循環血液量減少性ショックをきたすのでしたよね．それに絞扼の状態が長時間続くと腸管壊死を起こして敗血症で死亡することもあるということでした．

 絞扼性腸閉塞ツリー（p.202 ツリー 8）の出番ですね！

 すばらしい．

 フィジカルアセスメントをとって，ショックの徴候についてみてみます．

フィジカルアセスメントの結果

- 冷汗なし
- 冷感なし
- 顔面蒼白なし
- 血圧低下なし
- 頻脈はあるが「脈拍＞収縮期血圧」はなし

 この結果からいえることは？

 頻脈はありますが，「バイタルサインの逆転」はみられません（脈拍は収縮期血圧より低値）から，ショックの徴候はなし，としてよいですか？

そうですね.

　　 次に，腹部のフィジカルアセスメントをしてみます.

> **追加のフィジカルアセスメント（腹部）**
> - 腸管蠕動音は減弱
> - 腹部板状硬なし
> - 筋性防御（非自発的）なし
> - 腹部全体に圧痛あり
> - 反跳圧痛なし
> - 打診圧痛なし

　　 腹膜刺激徴候はありません.

 いいですね．ただし**腹部疾患では，外来での観察中にダイナミックに変化していくことがある**から，特に痛みに対しての問診は重要ですよ．

　　 わかりました．フォローの問診をとってみます！

> **フォローの問診**
> - 腹痛の程度はやや増悪
> - 腹痛は間欠性のまま

　　 先生，絞扼性腸閉塞の高リスクの可能性があるかもしれません！

 そのとおり．ほかに気になる病歴は？

　　 薬剤の内服歴です．たしか，クロザピンとトリヘキシフェニジルは便秘を

きたしやすいということでした．

ひどい場合には，便秘による宿便性の腸閉塞をきたすこともあるんです．それから，抗コリン作用によって腸管の蠕動が抑えられ，麻痺性のイレウスによる腸閉塞をきたすことがありますので，腸管の穿孔となることもあるんです．急いでエコーとX線をオーダーしましょう．

はい！

〜〜〜〜〜（ ベッドサイドエコーとX線検査を施行後 ）〜〜〜〜〜

その後の経過

- エコーとX線で，拡張した小腸と大腸を認めた
- 薬剤性の麻痺性イレウスとの診断
- 経鼻胃管の留置と補液が開始され入院，その後，症状軽快
- 処方薬内容の調整が行われ，7日後に退院となる

どうやら薬剤性の麻痺性イレウスだったようですね．統合失調症があるということで，内服歴を確認しておいて正解でしたね．

はい，内服歴はとても重要だということがわかりました．

患者さんには，日頃からおくすり手帳を持参していただくように積極的に声をかけたいと思います！

そう．またしても教訓的な症例でしたね．便秘をきたす薬剤（特に抗コリン薬）には注意が必要です．今回は腸管穿孔や絞扼にまでは至りませんでしたが，要注意ですね．

はい！では先生，今回もいつものクリニカルパールをお願いします！

Dr. 徳田のクリニカルパール

便秘からのアセスメント
診断 薬剤による麻痺性イレウス

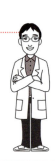

- ✓ 便秘では腸閉塞に注意せよ
- ✓ 腸閉塞では絞扼性に注意せよ
- ✓ ショック,腹膜刺激徴候,腹痛の持続・増悪に注意せよ
- ✓ 麻痺性イレウスでは薬剤性も考えよ

参考文献
1) 徳田安春編:特集／症候別"見逃してはならない"疾患の除外ポイント, JIM, 23 (7), 2013.

PART II 10 意識障害

✦ 意識障害の診察ポイント

▶ まずはショックを除外する

👩 先生,15分後に救急車で意識障害の患者さんが搬送されてくるそうです!

👨‍⚕️ 了解しました.患者さんが到着されるまでに,意識障害について簡単に予習しておきましょう!

👩 はい,お願いします.

👨‍⚕️ 救急救命士から得る情報で最も重要なことは何ですか?

👩 はい,バイタルサインです!

👨‍⚕️ すばらしい,そのとおりです.特に血圧と脈拍が重要です.バイタルサインと一緒に手の診察もして,自律神経系の過剰緊張のサイン(表1)の確認をするとお話ししましたが,これらはショックのサインとしても使えます.

表1 **自律神経系(交感神経)の過剰緊張のサイン** ✏️

☐ 冷感 　　☐ 蒼白 　　☐ 冷汗

😊 心肺停止状態も含め，ショック状態（循環不全）かどうかをみる，ということですね．

😃 そうです．**脳という重要臓器に血液が流れなくなることがショック**です．ショック状態によって二次的に脳血流が減少し，意識障害をきたしているときにはショックに対する対応を優先します．ショックの分類について整理しておきましょう．

😊 それでしたら，こんな感じでいかがでしょうか（表2）．

表2 静脈圧によるショックの分類 ✏️

低静脈圧性ショック
- ☐ 低容量性ショック：重症脱水，大量出血
- ☐ 分布性ショック：敗血症，アナフィラキシー，副腎不全，神経原性

高静脈圧性ショック
- ☐ 心原性ショック：重症心不全，急性心筋梗塞
- ☐ 閉塞性ショック：重症肺塞栓症，緊張性気胸，心タンポナーデ，Ⅰ型大動脈解離

😃 すばらしい！

😐 救急救命士からの連絡では，患者さんは65歳男性，無職，血圧120/70，脈拍数80/分，呼吸数16/分，体温36.5℃，意識レベル100（JCS；Japan Coma Scale）です．手に，冷感，蒼白，冷汗はなかったとのことです．

😃 「収縮期血圧＞脈拍数」ですから，ショックではなさそうですね．

▶ 次に低血糖を除外する

 では次に何を考えればよいでしょうか？

 次は低血糖の除外です．

 低血糖は，糖尿病の患者さんで，治療薬の副作用によるものが多いですよね．

 そのとおり．ただし，糖尿病患者以外でも起こる可能性があるんです．低血糖の原因を確認しましょう(表3)．

表3 **低血糖の原因** 🖊

- ☐ 薬剤性（糖尿病薬など）
- ☐ 敗血症
- ☐ アルコール性ケトアシドーシス
- ☐ 副腎不全
- ☐ 甲状腺機能低下症
- ☐ 腎不全
- ☐ 肝不全
- ☐ インスリノーマ
- ☐ ダンピング症候群
- ☐ 吸収不良症候群
- ☐ インスリン自己免疫症候群
- ☐ 巨大悪性腫瘍

 低血糖の原因って，こんなにあるんですね．

 ついでに言うと，低血糖性片麻痺というのがあるんです．低血糖によってやられやすい脳の部分的な障害で突然片麻痺をきたす状態で，脳の局所症状も出る可能性があります．「脳梗塞を疑ったらまず低血糖を除外しろ」というクリニカルパールもあるんですよ．

 低血糖で片麻痺になるとは，知りませんでした！

救急救命士による血糖チェックでは150mg/dLだったそうで,低血糖はありませんね.先生,患者さんはあと5分で到着予定です！

 了解！ 意識障害患者での初期マネジメントの準備をしておきましょう.まずは何を準備しますか？

 緊急対応物品（表4）です！準備しておきます！

表4 緊急対応物品リスト ✏️

- ☐ 酸素吸入用物品
- ☐ ルート（輸液と採血）
- ☐ モニター（心電図とパルスオキシメーター）

▶ 意識障害ではビタミンB_1を入れる

 春奈さん,ありがとう！ では,採血したあと,まず投与したい薬剤は？

 ええっ！ もうお薬ですか？

 チアミンでしょうか？

 そうです,チアミン,すなわちビタミンB_1ですね.ビタミンB_1欠乏でウェルニッケ脳症という病気になると意識障害も起こしますから,ビタミン投与で改善されるので,可能性があれば投与しておいたほうがいいですね.栄養障害やアルコール依存症の患者さんで多くみられます.

 用量はどうしましょうか？

 ルーチンの場合はチアミン100mg静注.ウェルニッケ脳症の疑い濃厚では1日1500mg（500mg静注を1日3回）が推奨されています.

ウェルニッケ脳症だとかなり大量に使うんですね．

重要なことは，**チアミンはブドウ糖を含む輸液を行う前に入れる**，ということです．ビタミンB_1欠乏の患者にブドウ糖を入れると，症状が悪化する危険性があるんです．

わかりました．ベースの輸液は「生理的食塩水（normal saline；NS）」を準備しておきます．

そうですね．

わかりました．ビタミンB_1の血中濃度の測定はケースバイケースで行いますね．病歴が明らかであれば，濃度の測定は不要ですよね？

すばらしい．それでは，まとめとして意識障害での初期対応アルゴリズムを示しておきましょう（図1）．

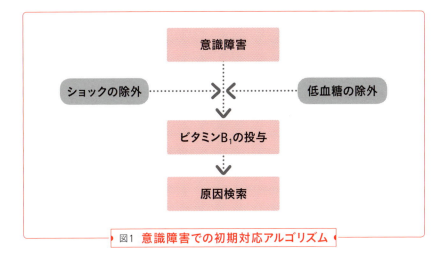

▶図1 意識障害での初期対応アルゴリズム

先生，患者さんが到着されたようです！

了解！お二人ともよろしくお願いしますね！

PART II 症状別「迅速簡便推論ツリー」が導く臨床推論

症例　意識障害で救急搬送された65歳男性

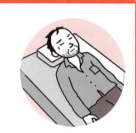

- 65歳，男性，無職
- 受診理由：意識障害
- 一人暮らし，食生活は不規則．アルコール依存症あり
- 数日前より姿が見えないとのことで知人が患者宅のアパートへ様子を見に行くと患者が倒れていた．呼びかけに対する反応なし
- 既往歴：病院嫌いで受診歴ほとんどなし．健診受診もなし
- 生活歴：飲酒毎日大量．喫煙1日10〜20本
- バイタルサイン：血圧 120/70，脈拍数80/分，呼吸数16/分，体温36.5℃，意識レベル100（JCS）

👩 先生，患者さんにさっそくモニターを装着して，ラインも確保してきました．

🧑‍⚕️ 採血後にチアミンも投与してきたところです．

👨‍⚕️ 搬送中の情報で，すでにショックと低血糖は除外できていますね．

👩 はい．アルゴリズム（図1）に基づくと次は原因検索です．

👨‍⚕️ そうですね．意識障害の原因検索では，脳内病変または全身病変の2つの病変カテゴリーに分類することが重要です．

👩 ポイントはどんなことでしょうか？

👨‍⚕️ 血圧と眼の観察が重要です（表5）．

👩 この患者さんの収縮期血圧は120です．

表5 意識障害の鑑別ポイント

脳内病変	項目	全身病変
高い（収縮期血圧140以上）	血圧	低い（収縮期血圧140未満）
不同のことあり	左右瞳孔径	不同はまれ
消失することあり	対光反射	消失することはまれ

👨‍⚕️ 表5と照合すると，血圧値は「全身病変」を示唆していますね．

👩 では眼の観察をしてみます．（……観察を終えて）瞳孔径は左右共に2mmで，対光反射は両側共に迅速でした．

👩 眼も「全身病変」を示唆，ですね．

👨‍⚕️ そのようですね．それでは，採血で電解質や血液ガス分析をチェックしてみましょう．脳内病変の除外のため，脳CTもみましょうね．アルコール依存症の場合には，電解質異常やアルコール性ケトアシドーシス，そして慢性硬膜下血腫なども重要な鑑別です．意識障害の原因の有名なネモニクス，**AIUEOTIPS**をお示ししておきましょう（表6）．

👩 先生！検査結果が出ました．電解質，血液ガス分析，脳CT，すべて異常なしでした．

👨‍⚕️ そうですか……．

👩 次はどうしますか？

👨‍⚕️ やはり，またベッドサイドに行きましょう！行き詰ったらもう一度診察，これが重要ですからね！

表6 意識障害の原因：AIUEOTIPS

- □ A：alcohol＝アルコール
- □ I：insulin＝インスリン(低血糖，糖尿病性ケトアシドーシス，高血糖性高浸透圧症候群)
- □ U：uremia＝尿毒症，肝性脳症，CO_2ナルコーシス
- □ E：electrolytes＝電解質異常，encephalitis＝脳炎，encephalopathy＝脳症
- □ O：opiate＝薬剤(抗精神病薬，ベンゾジアゼピン系薬剤など)
- □ T：trauma＝外傷
- □ I：intoxication＝中毒(有機リン中毒，一酸化炭素中毒，その他)
- □ P：psychiatric＝精神疾患
- □ S：stroke＝脳血管障害(脳梗塞，脳出血，クモ膜下出血，静脈血栓症)

3人で患者のもとへ．患者は四肢を動かすようになっていた

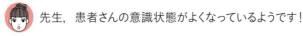
先生，患者さんの意識状態がよくなっているようです！

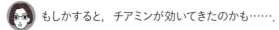
もしかすると，チアミンが効いてきたのかも……．

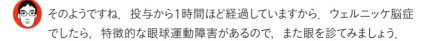
そのようですね．投与から1時間ほど経過していますから，ウェルニッケ脳症でしたら，特徴的な眼球運動障害があるので，また眼を診てみましょう．

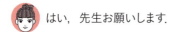
はい，先生お願いします．

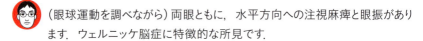
（眼球運動を調べながら）両眼ともに，水平方向への注視麻痺と眼振があります．ウェルニッケ脳症に特徴的な所見です．

つまり，アルコール依存に伴うビタミンB_1欠乏によるウェルニッケ脳症で意識障害が生じた，ということですか？

そのとおり！

 それならチアミン追加でしたよね．500mgのバイアルを薬局に取りに行ってきます！

 お願いします！ その間に，今回もクリニカルパールをどうぞ！

Dr. 徳田のクリニカルパール

意識障害からのアセスメント
診断　ウェルニッケ脳症

- ✓ 意識障害ではまずショックを除外せよ
- ✓ 次に低血糖を除外せよ
- ✓ ビタミンB_1の積極的投与は推奨される
- ✓ 原因検索では血圧と眼の所見に注意せよ
- ✓ 原因不明では再度，患者のベッドサイドへ

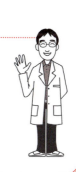

参考文献

1) 徳田安春編：特集／症候別"見逃してはならない"疾患の除外ポイント，JIM, 23(7), 2013.

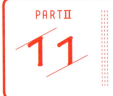

PART II 11 失神

✦ 失神の診察ポイント

 安美主任も春奈さんも,先日のアルコール依存症による意識障害で救急搬送された患者さんのアセスメントはお見事でした！今日は失神について学びましょう.

 ありがとうございます！お願いします.失神はどういう状態を指すのですか？意識障害に似ている印象があります.

 失神は,脳血流が低下して,一時的に意識が消失するものです.意識障害と比べると,意識の消失時間が短いんです.

 救急車で搬送されてくる失神の患者さんは,たいてい救急外来に到着時には意識は完全に戻っていますよね.

 そうですね.逆に言うと,到着時にもまだ意識が戻っていなければ,意識障害として対応すべき,ということです.

 これぞ現場感覚ですね！

 それから,失神は痙攣とも区別したほうがいいですね.**失神では脳血流が低下して意識が消失する**けれど,**痙攣では脳細胞の異常放電によって意識障害をきたします**.痙攣による意識障害の場合は,「痙攣後もうろう状態」といって,通常,数分〜数十分程度の意識回復時間が必要です.鑑別のポイントをお示ししましょう(表1).

表1 **失神と痙攣の鑑別ポイント**

失神	項目	痙攣
蒼白 （一過性の血圧低下）	発作時の顔色	チアノーゼ （一過性の呼吸抑制）
通常なし	舌咬傷	よくある
通常なし	尿失禁	よくある

👨‍⚕️ ピットフォールとしては，心室頻拍や心室細動などによる不整脈性の心拍停止などで痙攣する場合があげられます．これは，不整脈が起きたときに突然「失神」し，その10秒後頃に「全身痙攣」がみられるものです．これは，急性心筋梗塞で入院直後などに多いですね．

👩 なるほど．失神の後に痙攣がみられる場合があるんですね．

👨‍⚕️ さて，失神をきたす原因にどのようなものがあったか，覚えていますか？ それを思い起こすために，安美主任，失神は英語で言うと何でしょう？

👩‍🦰 syncopeです．

👩 あっ！ ネモニクスですね！ 思い出しましたよ，SVNCOPEですね．先生．

👨‍⚕️ すばらしい！ 失神をきたす原因疾患の記憶法でしたね．

👩 YとVが異なっているけれど，似ているのでここではVでよしとします，ってやつですよね？

👩‍🦰 こんな感じでした（表2）．

表2 失神（失神前状態）の種類

- ☐ S：Situational（状況性）＝排尿後，排便後，咳誘発などで起こるもの
- ☐ V：Vasovagal（迷走神経性）＝痛みや恐怖などで起こるもの
- ☐ N：Neurogenic（神経性）＝自律神経障害などで起こるもの
- ☐ C：Cardiovascular（心血管性）＝不整脈や循環障害で起こるもの
- ☐ O：Orthostatic（起立性）＝脱水，出血，薬剤などによる起立性低血圧で起こるもの
- ☐ P：Psychogenic（精神性）＝過換気症候群，パニック障害などで起こるもの
- ☐ E：Everything else（その他すべて）

🧑‍⚕️ お二人とも，きちんと勉強していますね，頼もしいです．「Everything else（その他すべて）」というのは，脳にいく酸素量や栄養分（糖）が減る状態の「すべて」という意味でしたね．

👩 はい，たとえば貧血や低酸素，低血糖などがありました．

🧑‍⚕️ このSVNCOPEのうち，キラーディジーズを含むものはどれでしたか？

👩 覚えていますよ！ ズバリ，CのCardiovascular（心血管性）と，OのOrthostatic（起立性）の疾患がキラーディジーズです！

🧑‍⚕️ いいですね．心血管性の原因疾患には，次のようなものがありましたね（表3）．

👩 **失神ではまず，心血管性失神を否定すべき**ということですね！

🧑‍⚕️ そうです．血圧，心拍数，心拍リズム，血圧の左右差のチェックに加えて，心臓の聴診アセスメントが重要ですね．もちろん，失神の患者では，12誘導心電図検査も原則として必須となります．

表3 心血管性失神（前失神）の原因疾患 ✏️

不整脈
- ☐ 徐脈性不整脈
- ☐ 頻脈性不整脈

循環閉塞
- ☐ 大動脈弁狭窄症
- ☐ 大動脈弁下狭窄症（肥大型心筋症の一部）
- ☐ 左房粘液腫
- ☐ 肺塞栓症
- ☐ 大動脈解離

虚血性心疾患

　それと起立性失神の疾患も勉強しましたよね．

　こんな疾患がありました（表4）．

　失神の状態では，起立性低血圧によるものかどうかも調べるべき，ということですね．

　そうです．アセスメントのポイントを表にまとめました（表5）．それから，内服薬もすべてチェックすべきですね．チェックすべき薬剤をリストアップしておきましょう（表6）．

　ところで先生，失神にも迅速簡便推論ツリーがあるんですか？

表4 起立性失神（前失神）の原因

脱　水
- ☐ 下痢
- ☐ 嘔吐
- ☐ 糖尿病性ケトアシドーシス

出　血
- ☐ 消化管出血（胃・十二指腸潰瘍出血，大腸憩室出血，消化管がん出血）
- ☐ 腹腔内出血（大動脈瘤破裂，子宮外妊娠破裂，肝がん破裂など）
- ☐ 多発外傷（臓器破裂，骨盤骨折など）

薬　剤
- ☐ 血管拡張薬
- ☐ 利尿薬
- ☐ 抗精神病薬（血管拡張作用あり）

表5 起立性低血圧疑いのときのアセスメントのポイント

起立時の血圧変化と心拍数変化（シェロング検査，ベッドサイド簡易チルト検査）
- ☐ 方法：臥位，立位1分後，2分後，3分後を比較し，収縮期血圧20以上の低下，または脈拍20以上の上昇を「陽性」とする．

脱水の有無のチェック
- ☐ 皮膚（腋窩など）や粘膜（口腔内など）の乾燥

消化管出血の疑い
- ☐ 直腸診で便の肉眼的所見と便潜血

もちろんです！**失神ツリー**（ツリー36）を示しますね．

表6 失神の原因となる主な薬剤

- ☐ 血管拡張薬
- ☐ 利尿薬
- ☐ 抗精神病薬（血管拡張作用あり）
- ☐ コリン作動薬（ドネペジルなど）

ツリー36 失神ツリー

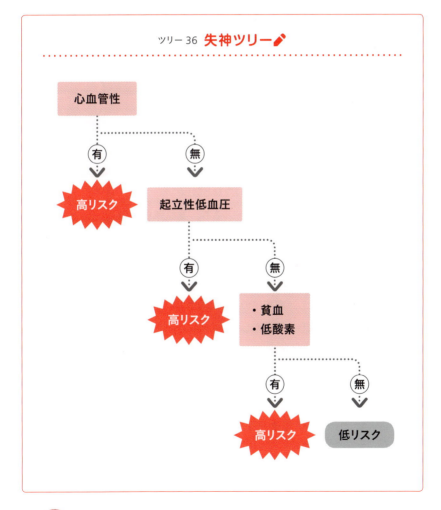

 あれ？ 前失神のときのツリーと同じですね．

Everything else（その他すべて）の，脳にいく酸素量や栄養分（糖）が減る状態である貧血や低酸素が入っているんですよね．

 そのとおり！

 あ，失神の患者さんが搬送されてきたみたいです！先生，お願いします！

症例　失神で救急搬送された63歳男性

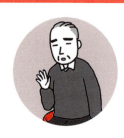

- 63歳，男性
- 搬送理由：意識消失
- 自宅にて午前7時頃に起床，トイレで排尿中に気分不良をきたし，そのまま崩れるように倒れた
- 嘔吐，下痢，腹痛，胸痛，動悸などなし
- 同居中の家族により救急車コールされ，救急救命士の現場到着時には意識は清明となっていた．その後，救急外来に搬送
- BP 120/80 mmHg，HR 77回/分，RR 15回/分，BT 36.3℃
- 酸素飽和度（室内気）99％
- 既往歴：特になし．内服中の薬剤はなし
- 生活歴：飲酒なし，喫煙なし
- 救急車と救急外来での心電図モニターでは正常洞性リズムであった

 さて，この患者さんは迅速なトリアージ対応が必要でしょうか？

 意識も清明で，今は症状がなく，バイタルサインと酸素飽和度も正常ですが，迅速対応は必要だと考えます．今の状態なら，問診とフィジカルアセスメントをていねいにとれると思います．

そうですね．では診察を始めましょう．12誘導心電図の所見も大事ですよ．

患者の診察所見＋12誘導心電図

- 顔色は良好
- 皮膚に冷感・冷汗・乾燥なし
- 眼瞼結膜・爪・手掌に蒼白なし
- 口腔粘膜に乾燥なし
- 心音整，心雑音なし
- 呼吸音正常
- 腹部の診察は異常なし
- 心電図異常なし

診察所見と12誘導心電図の結果から，いかがですか？

脱水や貧血のサインはみられません．

ほかも異常はなさそうですよね．

そうですねえ，心臓の診察所見も異常なし，心電図も異常なし．

え？まさかこれで診察は終わり，なんてことはないですよね……？

もちろん，まだ追加の診察が必要ですよ．

あ！シェロング検査と直腸診ですね！

すばらしい．さっそく診てみましょう．

PART II 症状別「迅速簡便推論ツリー」が導く臨床推論

患者の診察所見

- 起立時の血圧変化と心拍数変化（シェロング検査，ベッドサイド簡易チルト検査）：臥位，立位1分後，2分後，3分後を比較したところ，収縮期血圧と脈拍にほとんど変化はなし
- 直腸診：便の肉眼的所見は正常で，便潜血反応も陰性

👩 どちらも異常なしですね．起立性低血圧も否定的です．

👨 そうですね．では，**失神ツリー**（p.223 ツリー36）でもう一度検証してみましょう．

👩 ええと，心血管性ではなく，起立性低血圧も否定的で，貧血や低酸素もなしなので，低リスク群となります．

👨 そうですね．そうなってくると，病歴をよく見直してみましょうか．この患者さん，排尿直後に気分不良があり，そのあと失神しましたよね？ とすると何を考えますか？

👩 あ！ SVNCOPEのS，もしや状況性の排尿時失神でしょうか？

👨 そう！ すばらしい．患者さんには，「特に心配いりません．診察の結果，尿をしたときの自律神経の反応で，一時的に血圧が下がったせいで失神されてしまったということがわかりました」などと説明するとよいですね．

👩 はい！ ご説明してきます！

～～～～～（しばらくして）～～～～～

👩 患者さんは，急に失神したことでびっくりして不安だったようですが，安堵した表情で帰っていかれました．

👨 そうですか，それはよかった．今回は失神という症状から，まずはキラーディ

ジーズを除外したうえで,見事に正確な原因にたどり着くことができましたね!

 徳田先生のお導きのおかげです.

 ハハハ(笑),照れますね.これからも,バイアスに陥らないよう様々な可能性を考えながら,かつテイク・ザ・ベストヒューリスティックを用いて迅速・簡便に患者さんをみていけるよう,お互いに励みましょう.

 はいっ!もっともっと勉強します!

 緊急の診療を必要とする患者さんを絶対に見逃さないようになりたいです!

 その意気です!明日からもよろしくお願いしますね.それではお待ちかね,今回のクリニカルパールです!

Dr. 徳田のクリニカルパール

失神からのアセスメント

診断 〉 **排尿時失神**

- ✓ 心血管性失神を見逃すな
- ✓ 起立性低血圧を考えたときはシェロング検査を
- ✓ 消化管出血にも注意せよ
- ✓ 失神の鑑別には病歴が重要

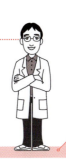

参考文献
1) 徳田安春編:特集/症候別"見逃してはならない"疾患の除外ポイント, JIM, 23(7), 2013.

memo 臨床推論のキーワード

直観的推論

see p.9

　臨床推論は「直観＋分析」の2つのプロセスで行われる．直観的プロセスはシステム1ともよばれ，迅速であり，通常は正しい．直観的プロセスは臨床経験や学習から学んだ知識の蓄積に基づいて行われ，経験豊富であればあるほど信頼度は高くなる．経験豊富な臨床家は意識的または無意識的に直観的推論をしている．弱点としては，時にバイアスに陥る危険性があることがあげられる．一方で，分析的推論はシステム2ともよばれ，網羅的であるが，時間や労力がかかる．

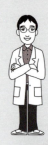

ヒューリスティック (heuristics)

see p.10, 24

　ヒューリスティックとは，簡単かつ迅速にできる思考のロジックのこと．これによって，煩雑で時間のかかる計算や分析をせずに判断ができる．たとえば，野球で外野手がフライを上手に捕球できるのは，直視ヒューリスティックを使っているからである．この場合のヒューリスティックは，同じ角度でボールを直視できる方向に走れば捕ることができる，というものである．このヒューリスティックを用いずに外野フライのボールを捕らえるには，微分方程式を解く必要がある．もちろん，外野手にそんな猶予はないだろう．

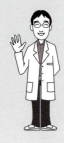

リスク・ヘッジ・ストラテジー (risk hedge strategy)

see p.41

　リスク・ヘッジ・ストラテジーとは，臨床において重篤度や緊急度の高い疾患を考える場合，その可能性が低くても無視できない程度のときにはそれを除外するための検査を行うことをいう．あるいは，初期検査でも除外できない場合には，その可能性を考慮した経験的治療を行うことである．たとえば，検査の例でいうと，冠動脈危険因子を有する胸痛のケースでは必ず心電図検査を行うことなどがこれに該当する．治療の例でいうと，術後の創部感染症のケースでは，メチシリン耐性黄色ブドウ球菌（MRSA）が原因菌である可能性があるため，培養検査の結果が判明するまでこの菌に感受性のある薬剤を投与することなどが該当する．

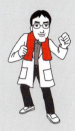

高速脳作動（high-speed brainwork） see p.61

　高速脳作動とは，脳の長期記憶機能で完全記憶したアイテムを必要なときに直ちに取り出すことをいう．これができるようになるには，学習し記憶した項目をふだんから取り出す（アウトプットする）訓練を行うとよい．

see p.76

進化論的医学

　病気の原因が人間の進化に関連している，という考え方で構築された医学を進化論的医学という．たとえば，肥満は次のように説明できる．
　「人間は長い年月の間，飢餓状態で生活してきた．そのため，エネルギーを体内に貯蔵して飢餓に備える傾向が強くなったことから，過剰にエネルギーを摂取すると肥満になりやすい．」

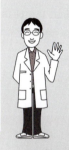

see p.169

システム・レビュー（review of systems）

　病歴を補完するための臓器別の症状チェックリストを用いて，系統的に全身の主な症状について問診していく方法をシステム・レビューという．たとえば，呼吸器系症状には「咳」「痰」「呼吸困難」「胸痛」などがリストアップされている．同じく循環器系症状には「動悸」「失神」「胸痛」などがある．ところで，「胸痛」は呼吸器系症状にも循環器系症状にも含まれていることに注目したい．すなわち，胸痛患者では，呼吸器系，循環器系いずれの疾患・障害もあり得る．

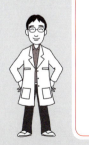

迅速簡便推論ツリー index

本書に掲載している迅速簡便推論ツリーを五十音順に引くことができます．

▶ か行

ツリー名	ツリーNo.	掲載ページ	関連する症状
気管支喘息重積発作ツリー	32	p.179	呼吸困難
急性冠症候群ツリー	1	p.23	胸痛
		p.188	呼吸困難
急性喉頭蓋炎ツリー（咽頭痛患者における）	11	p.91	咽頭痛
急性出血ツリー	30	p.163	倦怠感
急性大動脈解離ツリー	2	p.25	胸痛
		p.123	腰背部痛
緊張性気胸ツリー	4	p.29	胸痛
		p.185	呼吸困難
クモ膜下出血ツリー（頭痛患者における）	16	p.107	頭痛
後咽頭膿瘍（咽後膿瘍）ツリー（咽頭痛患者における）	12	p.93	咽頭痛
絞扼性腸閉塞ツリー	8	p.51	腹痛
		p.202	便秘

▶ さ行

ツリー名	ツリーNo.	掲載ページ	関連する症状
失神ツリー	36	p.223	失神
重症急性膵炎・重症急性胆嚢炎ツリー	10	p.54	腹痛
重症肺炎・重症間質性肺炎ツリー	33	p.181	呼吸困難
消化管穿孔ツリー	7	p.49	腹痛
上腸間膜動脈血栓症ツリー	9	p.52	腹痛
小脳・脳幹部血管障害ツリー	25	p.141	眩暈
食道破裂ツリー	5	p.30	胸痛
徐脈性不整脈ツリー	27	p.158	倦怠感
心不全ツリー	34	p.183	呼吸困難
髄膜炎・脳炎ツリー（頭痛患者における）	19	p.112	頭痛
脊椎炎・脊椎硬膜外膿瘍ツリー	22	p.127	腰背部痛
脊椎硬膜外血腫ツリー	21	p.125	腰背部痛
前失神ツリー	26	p.147	眩暈

▶ た行

ツリー名	ツリーNo.	掲載ページ	関連する症状
大腸がんツリー（下痢患者における）	35	p.199	下痢
腸腰筋血腫・腸腰筋膿瘍ツリー	24	p.131	腰背部痛
転移性脊椎腫瘍・腫瘍性脊髄圧迫症候群ツリー	23	p.129	腰背部痛
糖尿病性高血糖症候群ツリー	28	p.160	倦怠感

▶ な行

ツリー名	ツリーNo.	掲載ページ	関連する症状
脳腫瘍ツリー（頭痛患者における）	20	p.113	頭痛
脳静脈血栓ツリー（頭痛患者における）	18	p.110	頭痛
脳内出血ツリー（頭痛患者における）	17	p.109	頭痛

▶ は行

ツリー名	ツリーNo.	掲載ページ	関連する症状
敗血症ツリー	29	p.161	倦怠感
肺塞栓症ツリー	3	p.27	胸痛
		p.186	呼吸困難
副腎不全ツリー	31	p.165	倦怠感
腹部大動脈瘤破裂ツリー（切迫破裂も含む）	6	p.48	腹痛
扁桃周囲膿瘍ツリー（咽頭痛患者における）	13	p.95	咽頭痛

▶ ら行

ツリー名	ツリーNo.	掲載ページ	関連する症状
ルードウィッヒ・アンギーナ ツリー（咽頭痛患者における）	15	p.98	咽頭痛
レミエール症候群ツリー（咽頭痛患者における）	14	p.96	咽頭痛

徳田 安春 yasuharu tokuda
総合診療医

1988年，琉球大学医学部卒業．沖縄県立中部病院，聖路加国際病院，筑波大学附属病院水戸地域医療教育センター水戸協同病院，独立行政法人地域医療機能推進機構（JCHO）本部顧問などを経て，2017年より群星沖縄臨床研修センター長．筑波大学客員教授．趣味は読書，音楽鑑賞，映画鑑賞，旅行．著書多数．役立つ最新診療情報が満載のブログ「燃えるフィジカルアセスメント http://blog.goo.ne.jp/yasuharutokuda」も好評．

迅速・的確なトリアージができる！
ナースのための臨床推論

2016年8月25日　第1版第1刷発行　　　　　定価（本体2,700円＋税）
2021年4月13日　第1版第2刷発行

著　者　徳田安春©　　　　　　　　　　　　　　　〈検印省略〉
発行者　小倉啓史
発行所　株式会社メヂカルフレンド社
　　　　〒102-0073　東京都千代田区九段北3丁目2番4号
　　　　麹町郵便局私書箱第48号　電話(03)3264-6611　振替00100-0-114708
　　　　http://www.medical-friend.co.jp

2016 Printed in Japan　　落丁・乱丁本はお取り替えいたします
DTP／(有)マーリンクレイン　印刷／大盛印刷(株)　製本／(株)村上製本所
ISBN978-4-8392-1611-5　　C3047　　　　　　　　　　　　　　　106096-138

本書の無断複写は，著作権法上の例外を除き，禁じられています．
本書の複写に関する許諾権は，(株)メヂカルフレンド社が保有していますので，複写される場合はそのつど事前に小社(編集部直通TEL 03-3264-6615)の許諾を得てください．